失望、愤怒、悲伤、无力⋯⋯

你心里种种的难，我都知道。

如何应对心里的难

心里的难

于德志 著

天 地 出 版 社 | TIANDI PRESS

图书在版编目（CIP）数据

如何应对心里的难 / 于德志著. —成都：天地出版社，2021.1

ISBN 978-7-5455-5966-8

Ⅰ.①如… Ⅱ.①于… Ⅲ.①心理健康—普及读物 Ⅳ.① R395.6-49

中国版本图书馆 CIP 数据核字（2020）第 184907 号

RUHE YINGDUI XINLI DE NAN

如何应对心里的难

出 品 人	杨　政
作　　者	于德志
责任编辑	孟令爽
封面设计	古涧千溪
内文排版	冉　冉
责任印制	葛红梅

出版发行　天地出版社
　　　　　（成都市槐树街 2 号　邮政编码：610014）
　　　　　（北京市方庄芳群园 3 区 3 号　邮政编码：100078）
网　　址　http://www.tiandiph.com
电子邮箱　tianditg@163.com
经　　销　新华文轩出版传媒股份有限公司

印　　刷　北京文昌阁彩色印刷有限责任公司
版　　次　2021 年 1 月第 1 版
印　　次　2021 年 1 月第 1 次印刷
开　　本　880mm×1230mm　1/32
印　　张　10.25
字　　数　275 千字
定　　价　48.00 元
书　　号　ISBN 978-7-5455-5966-8

唤醒生命的热情

在心理服务过程中，我接触了很多自以为遇到了人生的坎儿，无论做什么都迈不过去的人。

在他们身上，每天我最常见到的就是疲劳、悲伤、烦躁、自责、无力、无助甚至绝望等种种不安的情绪。

他们告诉我，自己已看不到一点儿希望，每天体验到的只是无尽的挫折和痛苦，所以不想再努力，也不想再受伤了！

对他们而言，生活就是痛苦的根源。为了远离痛苦，他们开始躲到一个个精心营造的小天地中以获得片刻的安宁。但这种短暂的安宁，往往会以更强烈、更持久的痛苦为代价。结果，在痛苦无尽的循环中，他们一步步后退，以致在自己或父母看来，仿佛真的丧失了生命的热情。

真的是这样吗？我们真的无法在困境中找回生命的热情吗？那些心里的难题真的无法解决吗？

幸运的是，生命的真相与我们大脑自动讲述的故事，往往相去甚远。

在心理灵活性训练中，我向来访者传递的第一条信息通常是："我们之所以陷入困境，不是因为不够努力；恰恰相反，大多数时候，都是因为我们太努力，只是走错了方向。所以，要想走出困境，解决掉心里的难题，我们要做的第一件事，就是去了解自己究竟遭遇了什么。"

在如何唤醒生命热情的问题上，也是如此：要想唤醒生命的热情，我们就要先了解热情运作的机制。

这里，我想分享一段我个人的成长故事。

在这段经历中，从一开始的困惑、迷信和依赖权威，到逐渐走向独自探寻，向孤独与苦难寻找答案，再到平静中答案自然浮现，我先后体验了来自四种不同力量的热情。了解了这四种热情，你就会清晰地了解一个全新的事实：无论陷入何种心理困境，只要掌握了有效的方法，我们就可以从熟知的好奇、愤怒、悲伤、平静等情绪中重新唤醒久违的热情。换句话说，热情从未远离我们的生活，它就蕴含在生命的每一刻中。

早在二十多年前的大学生活中，心理学类书籍就是我的挚爱。但是，一直到 2014 年，为了解决个人所遭遇的现实困扰，我才正式进入心理服务领域。为了帮助自己，也为了帮助更多像我一样受苦的普通人，我急切地想要寻找一条有效的心理脱困路径。这种源自无助感的好奇，为我的生命带来了一股巨大的热情。在长达数年的时间里，我广泛涉猎各种心理学、哲学著作，拜访心理学领域的知名专家，聆听他们智慧的声音……

这是我体验到的第一种热情：无助与好奇的热情。

让我感到震惊的是，即使心理服务行业已经在全球顺利发展了近百年，可面对越来越多的人陷入心理困境的现实，很多专家也和普通人一样束手无策。虽然各种理论层出不穷，虽然更多的药物被推向市场，虽然医疗与心理服务领域的从业人员越来越多，但这一切都无法改变一个事实：陷入心理困境的人群规模在逐年扩大。

我接触到的越来越多的在困境中常年挣扎的来访者，虽然已经消耗了数年甚至十几年的宝贵时间，但他们依然活在艰难之中，依然找不到摆脱困境的有效路径！这让我体验到巨大的失望。

这种失望的体验，最终让我感受到巨大的愤怒。我想为困境中的求助者提供一套基于实证研究支撑、可便捷应用的行动脱困指南。于是，这种愤怒感演化为另一种行动的热情，它支撑着我克服了种种不利因素的困扰，历时两年推出了一本以呈现行动和解决方案为核心的著作《反内耗》。

这是我体验到的第二种热情：失望与愤怒的热情。

愤怒引发的热情，虽然猛烈，却很容易滋生疲倦。所以，《反内耗》出版后，我一度认为自己不能再输出新的内容。

但随着越来越多的读者开始与我互动，同我分享他们读书和练习的体验，我发现，《反内耗》依然不足以支撑一个读者自动做出改变。于是，我开始反思，究竟是哪里出了问题——我开始追问新的"为什么"。这种追问，让我忽然领悟到另一个存在已久的事实：生活中，每个人都会第一时间追问"为什么"，并在获知"为什么"后以此为基础指导自己未来的行动。这是一个探知并发现事实的过程。

在很多来访者身上，我都能观察到他们对心理困境的误读。比如一个家暴实施者会说自己的攻击行为是被对方逼的，一个心境恶劣的孩子会说自己情绪糟糕都源于父母的错误，一个患有焦虑症的来访者会说焦虑源于生活充满的不确定性……

当他们无法了解与心理困境有关的真正的事实，无法了解自己身上究竟发生了什么，并因此而始终抱持着"一切心理困境都源于外部困扰"，或者"一切都是我的错，是我能力太差／不够努力"等错误理念时，他们就不可能朝着解决问题的方向有效行动。

所以，我逐渐发现，解决问题的钥匙并不在各种现成的解决方案中。那些解决方案，要么会让读者开始模仿、依赖，并继续在生活中强迫自己；要么会让读者感觉委屈甚至愤怒——为什么是我改变而不是他人、环境做出改变？

长久以来，我一直忽略了这样的事实。

看到这一点，我感受到一种巨大的悲伤，为自己，也为我的读者，以及日日在生活中苦苦挣扎却难见希望的每一个人。这种悲伤以及由此引发的无力感，持续笼罩着我。我觉得自己必须再做点儿什么来改变这一切。

于是，这种悲伤与无力悄然转化成一种新的巨大的热情，它让我在继续了解心理科学、脑神经科学等实证研究的同时，开始关注人类生命自身的事实。比如我们每个人都生活在持续的冲突中——或者与自己冲突，或者与他人冲突，或者与社会冲突；我们试图解决冲突的手段，其实际效果往往是加剧原有的冲突甚至引发新的冲突……

为了改变这一切，为了真的能帮到每一个面临心理困境的来访者，我完成了这本全新的心理学作品《如何应对心里的难》。与《反内耗》不同，《如何应对心里的难》不仅依托于心理学、生物学等实证研究成果，它同时还建立于发现自己生活的事实，以及远离一切虚假、远离一切冲突、远离一切内耗的行动之上。在我看来，解决问题的钥匙，就在透彻地了解自己身上究竟"发生了什么"以及"活在真实而没有冲突"的每一刻中。

虽然我将呈现的更多是建立于对生活事实的观察而非严谨的科研过程之上，但在实践中，它正在展现巨大的价值：在线下训练中，很多父母成功改变了亲子互动的模式，开始真正地支持孩子而非伤害孩子；很多深陷困境的来访者（无论被诊断为抑郁、双相、焦虑、强迫或其他什么病症），都成功转变了行动模式，进而开启了全新的生命旅程。

这是我体验到的第三种热情：悲伤与无力的热情。

现在，随着我对各种心理问题的处理越来越快，愤怒、悲伤等情绪对我的影响时间越来越短，影响力越来越小。慢慢地，平静成为我生活的新常态。在这种平静中，我发现身心资源已很少被内外冲突损耗，无论我想做什么事，都开始拥有巨大的力量。于是，我又体验到平静所蕴含的巨大热情。

这就是我体验到的第四种热情：在终结了一切内外冲突之后，平静的生命本身所蕴含的巨大热情。

所以，当你长期陷入某种心理困境却持续看不到脱困的希望时，要懂得如何去做才能重新点燃生命的热情。

我的全新答案是："更清晰地了解感受、思维与自我的关系，了解心理痛苦从诞生到发展再到消亡的全过程。在此基础上，用全新的适用性行动终结一切心理痛苦，进而找到生命发展真正的方向，并向着全新的方向持续行动！"一旦我们做到了这一点，无论是快乐、好奇、平静等我们喜欢的情绪，还是愤怒、悲伤、无力等我们厌恶的情绪，都可以成为生命热情的源泉。

也许你暂时难以体验到平静的力量，但失望、愤怒、悲伤、无力等千百年来一直在困扰人类的不良情绪，我们的生命中从来不会缺少。因此，只要善用它们，我们的生命就绝对不会缺少热情。

希望这本书能帮每一位读者唤醒内心的希望，并让你们释放充满希望的巨大生命热情！

Contents | 目录

Part 1

了解自我
"心里难"的背后是个人多样化的需要

Part 2

了解痛苦
"心里难"背后的统一模式

有效行动

Part 3

走出"心里难"需要直接的行动

实践检验

Part 4

借用生活的冥想走向重生

Part 1

了解自我

"心里难"的背后是个人多样化的需要

01
倾听的核心并非语言

在《反内耗》中，我曾经将倾听列为痛苦处理的核心技术之一，并简单介绍过表达、反馈等倾听的语言技巧。

遗憾的是，当时我并没有清晰地告诉读者：倾听的核心并非语言。

这种提醒的缺失，导致很多父母会在练习中屡屡受挫。比如有些家长困惑地问我：为什么我静静地听孩子诉说，不建议、不否定、不指责，但他却没有从痛苦中走出来，反而越来越痛苦？甚至有些家长愤怒地质问我：为什么我像你一样去沟通，但孩子根本不接招？往往他们一句话就可以把我想说的所有话都堵回来！

父母们的体验是真实的。

为什么会这样呢？原因很简单：倾听不是语言的技巧，它可能是我们生命中最难实现的一种行动。要做到有效倾听，我们需要具备两种能力：一是要理解生命运动本身，比如快乐、痛苦等体验发生、发展、消失的完整过程与机制，要理解它们产生的真正的根源；二是要在这种理解的基础上，随时随地地关注内在"自我"活动的过程，进而终结这些"自我"活动过程对倾听的阻碍。

所以，在我看来，发展对外倾听能力的过程，同时也是提升自我倾听能力，并彻底终结个人内在心理痛苦的过程。

对于所有想要有效支持他人或想要终结自身心理痛苦的读者而言，行动的第一步，都是开始倾听自己并理解痛苦的真相。这就要求我们首先将注意力转回自身，开始深入观察自己的生活。

只要你愿意，就会发现心理上的痛苦无处不在。

我以自己的一个生活片段为例：

距离春节只有 4 天了，趁着大多数人依然在上班，出来玩的人肯定很少，我决定开车带孩子去滑雪。

"我选了个离家近的滑雪场，开车 40 分钟就能到。现在去，人肯定不多，我们想怎么玩就怎么玩！"在路上，我兴奋地告诉孩子。

但出发不到 20 分钟，孩子告诉我："爸，我要打开一下车窗，因为我又晕车了。"

"好的，"我答应着，但同时孩子晕车的事实让我感受到压力，于是又问他，"我开车开得这么平稳，你怎么还会晕车？"

"你开得哪儿平稳了？"他也不想承担晕车的责任。此前我已经多次将责任推给孩子，说他身体素质太差，所以才会晕车。但是，他的反问再次让我感受到了压力，"好的，我注意开慢一点儿"。我一边高声答应，一遍小声嘀咕："唉，你的身体素质实在是太差了，平常得多锻炼啊。"虽然孩子并没有听清后一段，但我成功地撇清了自己的责任，这让我感觉好受了些。

临近滑雪场时，路边为滑雪场引路的旗帜越来越多。一瞬间，我仿佛回到了 10 年前第一次举办啤酒节的时光：当时，活动场地周边几条主要的马路上，同样也是旗帜招展。但是，这一联想瞬间唤醒了我深埋内心的痛苦：在那场活动中，我因为自己的愚蠢，"成功"地赔光了数百万元的积蓄。

短短几秒钟的时间，大量让我不快的记忆伴随着"愚蠢""可怜""无能"等自我评判性词汇席卷而来。然后，我感受到了心脏部位的变化。在觉察到身体痛苦的瞬间，我发现自己再次掉入了记忆陷阱。我深吸了一口气，在心里默默说道："想起这一切确实让我很难受，但是，我知道这是记忆唤醒的结果。我可以选择让自己继续痛苦，但也可以选择拥抱这种痛苦，进而终结这种痛苦。"

我慢慢地呼出这口气，感受着自己身体的变化。几秒钟后，我的注意力回归了。

很快，我们到了停车场。这是一片完全开辟在黄土地上的停车场。

"哦，估计也就一百多辆车，今天我们可以好好玩儿了。"预测得到验证，这让我非常高兴。

下了车，一脚下去，黄土升腾。"你走慢点儿，灰太大了。"但话还没说完，一辆车就从我身边呼啸而过，留下我和孩子凌乱在一片黄土之中。"会不会开车？有没有礼貌？"我瞬间感受到了愤怒，冲着那辆车大喊道。但望着已经远去的车，内心强烈的无力感持续了几秒钟，然后对孩子说："来，咱们得加快速度，这条土路太危险了。"

……

你能发现吗？短短的几十分钟之内，我先后经历了兴奋、自责、埋怨、悲伤、耻辱、焦虑、快乐、愤怒、无力等诸多感受，但哪一种感受都没有长时间地阻碍我的生活。

在心理服务中，我会向来访者传递一条核心信息：鲜活的感受是生命具有活力的表现，它们从来就不是问题，只要我们掌握了有效处理各种感受的技巧。

对我来说，我已经踏上了生活的冥想之路。大多数时候，我都可以在第一时间觉察到自己正在经历什么，因此能免于被种种愉快或不愉快的感受及背后的思维束缚，继续自己的生活。但在现实中，有大量的来访者没有这样的能力，所以他们很容易被痛苦的感受和念头所束缚，也因此丧失了有效生活的能力。

比如一个正在读高一的来访者给我讲述了他的一天：每天早晨还没睁眼，我就想到"痛苦的一天又要开始了"，然后妈妈会逼着我起床上学。一走进教室，我就开始难受，没人跟我说话，周围的同学都在努力地学习，我讨厌他们，烦透了这种只知道学习的氛围。上课时，我就坐在椅子上想事儿，偶尔闲了，就听老师讲一会儿课。中午，我从来不去学校食堂吃饭，因为两年前曾经有一个管理食堂的阿姨诬陷我没交钱就打饭，从那以后，我再也不去食堂吃饭了。再说，即使去了我也没有聊得来的同学。到了下午第二节课，我就开始盼着放学。回家后，我第一时间会玩，一直玩到晚上九点多。当妈妈回家后，我就开始发愁写作业，发愁第二天上学。然后一直磨蹭到一点，我才开始睡觉，准备下一天痛苦的生活。

在这段描述里，这个来访者与我一样，先后体验了诸多复杂的感受，如焦虑、无聊、孤独、被排斥、创伤记忆、期待、放纵、沮丧、无力等。但不同的是，他只知道自己一天过得很痛苦，却并不知道为什么会如此痛苦，以及如何终结这些痛苦——在成长中，这是无人教授的领域。正因为对痛苦及其有效处理方案的不了解，所以他和很多来访者一样，会依据生命本能选择控制环境式的应对方案，比如换班、转学、休学、改变父母、改变同学等。这些应对方案的效果，是一眼可见的。

与这个来访者不同，还有很多来访者的痛苦，源于持续的自我压迫。一个被抑郁、强迫症问题困扰 6 年，长期坚持服药的大学生，他这样讲述自己的生活："我不喜欢自己，每天都会觉得自己做得不好。就像最近，我也想考研，但每天早上我都很难早起，然后会因晚起而难受一天，会骂自己不够努力，会逼自己反复道歉，'我错了，对不起'这句话可能要在脑子里重复二十多遍。每件事都是如此……像别人一样，我也有一个失败的家庭，妈妈每天都会指责我，认为我做得不够好，她从来不曾肯定过我……每天我都很痛苦，经常头痛，觉得精疲力竭却又明明什么都没做，然后感觉自己更加无用。为了缓解痛苦，我有时会想到自残，也会有想要自杀的念头，感觉再这样继续痛苦地生存下去真的没什么意义。不过到目前为止，我还没有做出实际的行动。"

控制环境，或者控制自己，这是来访者最常见的心理问题处理模式。在心理服务实践中，我见到过大量选择类似方案尝试多年却依然痛苦的来访者。有时他们会忍不住问我：为什么我这么努力，却依然会痛苦？

在我看来，要解决任何问题，我们首先都要了解自己，同时要了解问题。就像《孙子兵法》所说：知彼知己者，百战不殆；不知彼而知己，一胜一负；不知彼，不知己，每战必殆。

而在心理痛苦这一问题上，每一个来访者都处于既不知己又不知彼的状态。每时每刻，我们都在努力地做出反应；与此同时，对这些反应模式本身，以及它们究竟意味着什么，我们往往一无所知。

为什么在心理服务中我会第一时间告诉来访者"你不是不努力，而是努力却走错了方向"，原因就在这里。南辕北辙的故事，其实并不仅仅存在于两千年前的寓言中，它真实地发生于我们对心理挑战每一刻的处理过程中。

今天，大量的统计数据显示，在全球范围内，被心理问题所困扰的人群规模正逐年扩大，这已经成为一个严峻的社会问题。

为什么会这样？

心理痛苦究竟源于什么？

困扰每个人的心理痛苦，究竟是独特的，还是共通的？

虽然痛苦的外在表现形式是千差万别的，但内在实质是否存在差别？

为什么很多来访者即使隔绝了一切外部刺激，小心地躲入自己或家人精心编织的保护壳中，却依然饱受折磨？

千百年来，即使无数的权威、学者给出了解决冲突与痛苦的方法，但人类依然在饱受折磨。既然如此，人类是否有可能抛弃权威完全依靠自己就彻底终结一切心理痛苦？

在我看来，要想厘清这些问题，我们需要更清晰地了解自己、了解心理世界的规律。我们需要开启一场关于生命真相的探索之旅：寻找内心冲突的来源，观察自己与冲突持续不断的斗争，探索一切心理痛苦背后的真相，发现那简单、清晰却往往被我们视而不见的痛苦终结之路。

但是，我们要踏上这条路并不容易。因为我们已经习惯了依赖，习惯了被指导，习惯了让"导师""专家""权威"清晰地告诉我们该如何行动。

不幸的是，这种依赖恰恰是人类的痛苦得以延续数千年的原因，而非解药。

所以，要想真正终结生命中心理层面的痛苦，你需要和我一起踏上这段共同的自我探索旅程。这段旅程中最好的老师，是你自己：当你持续观察自己的生活——你的体验，你的思维，你的冲动以及行动——并从中了解究竟发生了什么时，你就是在了解自己并向自己学习。一切心理问题的根源以及由此而来的针对问题的有效解决方案，都蕴含在这种自我探索与学习中。

现在，让我们开始本次旅程的第一站：了解自己行为的动机，了解动机背后那些隐藏着的无形却强大的力量——生命的需要。当我们掌握了各种不同的需要后，便会发现：生命中的一切痛苦，或者说一切冲突，都源于不同需要间的分裂与对立。

需要提前指出的是，我带大家了解这些需要，并不是想指导每个人更好地与之战斗。如果你能完整地理解本书，便会发现：战斗恰恰是心理痛苦的核心成因之一，也是我最反对的行动方案之一。

只要预知了这一点，我们就可以正式开启"终结一切心理痛苦"的探索之旅。为了更好地呈现内在需要的形成及作用的过程，我将在书中创造一个全新的生命"X"，并通过 X 的成长来展现人类内在需要的发展变化。

02
感知自我，感知世界

人类的感知能力，首先服务于我们对生命安全的需要。

但在谈论生命安全的需要之前，我们先聚焦于感知能力本身。

X 降临人世的第一件事，就是用身体感知世界：在胎儿发育期，X 已经熟悉了待在妈妈身体里时的温暖感、被拥抱感、安全感，熟悉了妈妈的心跳声、呼吸声。但突然之间，这熟悉的一切都消失了，X 首次体验到外部世界带来的身体感觉的变化：寒冷、明亮、嘈杂、无依无靠……这些感觉让他很不舒服。为了迅速远离这些不适，他发起了人生第一次解决问题的行动：大声啼哭，以此呼唤对自己的有效支持。

他的努力很快便得到了回报，他被温暖地包裹起来，再次来到了妈妈身边。在这里，他再次体验到已经习惯的温暖、习惯的心跳，有些熟悉的声音和陌生但舒适的拥抱，于是，他安心地入睡了。

在睡梦中，身体内有种感觉再次让他不适，他不知道发生了什么事，但他不喜欢这样的感觉，于是，他闭着眼睛再次放声啼哭。很快，又有人回应自己了，这次他感受到自己的嘴巴好像含住了什么。出于生物的本能，他开始用力吮吸、吞咽。慢慢地，不适的内感觉消失了，X再次安心地进入了沉睡状态。

但睡梦再次被打扰，一种新的不舒服的感觉将他从沉睡中唤醒，他使劲地啼哭，有人在他的嘴巴里又塞进了什么，他开始吮吸。但与上次不同，他很快发现，不舒服的感觉仍然还在。于是，他松开嘴巴，继续放声啼哭。这时，他感觉自己的双脚被拉了起来，身体好像突然变冷了，而且刚刚还温暖的屁股突然有了冷冰冰的感觉，他不知道发生了什么，但因为不喜欢这种冷冰冰的感觉，所以他继续啼哭。很快，屁股被重新包裹起来，冷冰冰的感觉消失了，身体再次开始温暖，更重要的是，一开始让自己不舒服的感觉消失了。于是，X再次进入了沉睡状态。

……

对于初生的婴儿来说，感知世界是保护自我的最佳手段，而要想感知世界，就需要身体清晰的内外感知能力。

X一天天长大，他发现，自己的鼻子好像闻到了什么，耳朵好像听见了什么，眼睛也能看见什么了。这种感觉让他欣喜，于是，当他闻不到熟悉的味道、听不到熟悉的声音，或者看不到熟悉的面孔时，他也开始放声啼哭。

到此为止，X已经具备了人类六大感知能力中的五种：身体觉（包含触觉和内感觉、本体觉）、视觉、听觉、嗅觉、味觉。虽然它们并不完美，却是他生命中最重要的资产。虽然X对此一无所知，但身体觉、听觉、味觉、嗅觉、视觉，这五种基本感知能力，一起构成了生命最初的意义——我们得以感知并远离痛苦，进而追逐并获得更舒适和愉悦的身体体验。

遗憾的是，尽管每个人都知道听觉、味觉、嗅觉、视觉的重要性，但对身体觉知之甚少。甚至在很多时候，我们会做出各种行动，在无意或有意中伤害身体觉。殊不知，身体觉尤其内感觉是生命中真正的"上帝"：它自动影响着我们的心跳、呼吸、免疫力、运动、睡眠、内分泌以及消化吸收、情绪变化、应激反应等一切生命运动和能量分配过程。这不仅适用于 X 这样的新生儿，同样适用于儿童、少年以及一切成年人。一旦身体内感觉功能减弱，我们就很容易陷入身心困境。

Tips

　　身体内感觉包括运动觉、平衡觉和内脏觉三部分，其感受的刺激来自有机体内部，我们生活中的饥、渴、饱、胀、恶心、痛、运动平衡等感觉，以及心跳、呼吸、内分泌、应激反应等过程，都由内感觉掌控并调整。情绪管理专家巴雷特博士的实验室研究发现，内感觉是大脑整体（而非特定脑区）的活动过程。类似于视觉、听觉和其他感官的大脑网络，大脑内也存在一个固有的内感知网络。这一网络首先会自动预测身体需要，然后会根据身体反馈的信息检验该预测是否准确，进而两相对比后自动调整大脑和身体的工作模式。

自我压制会导致感知能力弱化

　　在心理服务过程中，很多遭遇困境的来访者都表现出身体感知能力的弱化。

小宇是一个正在读高一的学生，因为厌学、上课走神、与同学关系紧张、对一切都漠不关心等问题被家长带来找我。在几次倾听之后，我了解了他的困境：小宇的父亲曾经有家暴行为。作为一个孩子，他无力有效处理这种亲人带来的恐惧。所以，在"哭一声就再给你一棍子"的恐吓下，他习惯了压制自己的感受。慢慢地，他觉得这种应对方案有用：即使被打，他也不像以前那么痛；但与此同时，他感受快乐的能力也同步减弱了。感知能力的减弱，彻底改变了他的生活：面对可能的选择，他无法清晰地说出自己真正喜欢什么；谈到同龄人所渴望的生命梦想，他一脸的漠然；谈到未来，他能关注到的仅仅是一两天之内的事；谈到行动，他一切行动的标准只有一个——不让自己难受。

　　与小宇相同，熙箬感知能力的弱化，也源于长时间对痛苦的压制。她的挑战，源自学校。在很长一段时间里，她的痛苦都没有得到有效的回应和指导，她无法独自承受这一切，于是在两年前，她开始自残，并因此两次被强行送入医院。见到我时，谈到自己的问题和喜好，她使用最多的两句话是"我不知道啊""嗯，可能吧"。

　　小凡刚上小学四年级，她是我遇到的低龄孩子之一。她妈妈之所以来找我，是因为偶然间发现了一件怪事：小凡手上有很多青痕。当问她是否有人欺负她时，小凡说："是我自己掐的，但不痛，掐的时候感觉很舒服。"小凡的妈妈并不知道，正是自己的亲子互动模式，造成了孩子感知能力的弱化和严重的心理困境。长期以来，小凡的时间被排得满满的，每天放学后有三个辅导班要上，周末除了周日下午，其他时间安排了舞蹈、游泳、音乐、语文、数学、英语等辅导课程。严格的学习要求，对应的是情感上的长期忽略，当孩子的需要持续得不到妈妈的回馈时，她习惯了用高自我要求迎合母亲，但伴随而来的是对自己的休息、娱乐等正常需要的长期压制。慢慢地，她的身体感知能力也弱化了。

小宇、熙箸以及小凡在痛苦中所采用的压制、漠视、拒绝自己感受的行为，几乎每个人都在反复使用。比如在生活中我们常常听到这样的话：

"你已经成年了，不要这么情绪化，赶紧控制下自己！"

"这有什么大不了的？别整天像个孩子似的哭哭啼啼的，忍一忍就过去了。"

"坚强点儿，把所有的苦难都当成人生的财富，然后你就会发现自己将变得更加强大！"

……

人终究是社会动物。这些外部语言很快就会内化为来访者大脑内自动化的语言，然后会持久引发冲突的自我压迫就开始了。

在这里，我谈论自我压迫的危害，并不是说应该放纵感受，而是想指出一个长久被忽略的事实：那些生活中充满痛苦的来访者，在面对糟糕的感受时，常会采用否认、忽略、压迫等控制式的处理方式。

与这一事实相对应的，是一项关于幸福与痛苦生活模式的研究。该研究发现，在面对脆弱、悲伤、羞愧、恐惧、孤独等糟糕的感受冲击时，那些全身心热爱生活、幸福感更强的人，更乐于接受并体验脆弱，更乐于首先说出"我爱你"，更乐于接受结果不确定甚至必然会失败的挑战，也更乐于投入一段可能没有结果的感情……

这就像一个悖论：主动面对并体验伤害，反而会增强生活的幸福感；被动逃避并压制伤害，反而会让我们陷入长久的心理痛苦。但是，只要愿意睁开眼睛观察自己的生活，我们就会发现：它真实地存在于生活的每一个角落、每一个时刻。

为什么会这样?

答案很简单:人类身体的内感知能力是一体的。

在几十年的研究基础上,巴雷特博士指出,大脑中不存在所谓固定的"情绪回路",任何不同情绪的加工,都涉及多个脑区的共同协作。换句话说,负责加工感恩、快乐、幸福、平静等愉悦感的大脑,也同时在负责加工悲伤、愤怒、自责、羞愧、孤独等不愉快的感受。所以,当我们尝试压制自己的不快、麻醉内心的痛苦时,我们同时也麻醉了身体感知快乐的能力。一旦不能再感受快乐,我们的生命就将丧失意义,然后我们会进入一个无尽悲惨的负性循环。

放纵欲望也会导致感知能力弱化

我在前面说过:谈论压迫、控制,不是说要倡导放纵。因为与控制相同,放纵欲望同样会导致感知能力的弱化。

在《道德经》中,老子从现实观察的层面描写了纵欲的危害:"五色令人目盲,五音令人耳聋,五味令人口爽,驰骋畋猎令人心发狂,难得之货令人行妨。"发展到今天,心理学已经可以借助脑成像等实证研究,佐证这种现实观察。

2014 年,《美国医学会杂志—精神病学》期刊发表了一篇研究报告,该研究由德国柏林普朗克学会人类发展研究所的西蒙妮·库恩博士以及柏林查理特医科大学的尤尔根·加利纳特共同主持。他们对 64 名 21 岁至 45 岁的健康男性进行了调查,同时利用核磁共振成像技术测量了参与者的脑部容量,并观察了他们的大脑对色情图像的反应。

研究发现，与完全不看色情图像的男人相比，经常观看这类作品的男性脑部会出现明显的变化。库恩博士指出，观看色情图像越多的人，其大脑中与奖赏反应机制和动机性行为有关的纹状体区域的体积越小，而纹状体中会对性刺激做出反应的一块区域活跃性也明显变差，同时观看这类图像的时间越长，其纹状体和负责行为与决策控制的大脑前额叶皮质间的连接就越差。换句话说，这种特定行为的放纵，会导致大脑萎缩。

我们知道，内感觉的核心，是大脑的信息加工能力。所以，任何对大脑的伤害，都会伤害内感知能力。这项研究也发现，对观看色情图像行为的放纵，会让大脑变得麻木冷淡、反应迟钝。

虽然该研究并非长期跟踪研究，无法确切回答感受放纵和大脑萎缩、麻木、迟钝间的因果顺序，但至少它呈现了一种关系：放纵行为会伴随着脑容量的减小，以及大脑对性刺激的反应减弱。

除了观看色情图像，在现实生活中还有一种更常见的自我放纵行为：饮酒。与前面的研究类似，梅奇里亚科夫等在基于体素的形态学研究中发现：与年龄和性别匹配的健康对照组相比，慢性酒精依赖患者额叶皮层、背侧海马和丘脑区灰质体积减小，脑室周围区域、脑桥和小脑的白质体积也会减小。所以，对味觉的放纵，也会导致大脑体积减小，这同样会降低身体的感知能力。

在现实生活中，来自他人的放纵或自我放纵真的能带我们走出困境吗？

答案当然是否定的。放纵会伤害大脑，也会伤害人们的自控力。而自控力，是做出非习惯性行动并走出困境的关键。

研究发现，大脑体积确实与自控力表现高度相关。

2018年，《神经科学》杂志发表了一项由施密特、利亚纳、托什等共同完成的国际研究，该研究首先用核心共振成像仪搜集了 91 名被试大脑前额叶皮层的灰质信息，包含背外侧前额叶皮层和腹侧前额叶皮层两个部位——它们通常被认为与自我控制有关。之后，研究人员将人们的自控能力与他们的灰质数量进行比较，在不同的实验中，他们发现了同样的结果：灰质数量越多的人，自控能力越强。

感知能力弱化会伤害我们的生命

在做心理服务的过程中，我发现，控制与放纵造成的感知能力弱化至少会给我们的生命造成三重伤害。

第一重伤害：决策困难与错误

小宇和熙箐都不喜欢外出用餐，原因很简单：他们根本不知道自己想吃什么，因此也特别反感身边的人让自己点餐。

这种决策困难与错误的现象，在脑神经科学研究中有两个著名的案例：一个是 1984 年被一根铁棍贯穿前额叶，却神奇活下来的盖奇；另一个是 1994 年达马西奥治疗过的一个病人。相比盖奇，达马西奥提供了更详细的研究信息。所以，我们一起看看达马西奥研究的这个案例。这个病人在前额叶皮质受损后，他几乎失去了任何表达情绪的能力。但与此同时，他的逻辑分析、推理判断能力却没受到任何伤害。比如，当问他假如他去银行兑现支票，服务人员多给了他一些钱，这时将会发生什么事时，他很清楚会有两种结果：如果把多给的钱退回去，我就会受到称赞；如果拿钱走人，我就会陷入麻烦。但由于他丧失了感受能力，无法预测因受他人称赞而产生的愉快体验，也无法预测因陷入麻烦而带来的不好感受，所以当问他会如何抉择时，他表示"我依然不知道该怎么做"。

生活中，每时每刻我们都会面临某种抉择，比如面对问题还是回避问题，开始学习还是再玩会儿游戏，张口表达还是沉默不语，按时睡觉还是继续熬夜……

预测不同选项代表的价值和由此带来的身体体验，是任何抉择都需要的两个条件。所以，一旦我们的身体内感知能力弱化，不再相信自己的感受，我们就会迅速陷入抉择困境。在这个案例中，由于感受能力的缺失，在不得不做出选择时，病人经常做出错误且有害的决定。很快，他原本幸福的生活就变得一团混乱：他丢了高薪的工作，与妻子离婚，失去了丰厚的积蓄……对他来说，一切幸福都因为感知能力的丧失而成为可望而不可即的过去。

心理学研究不仅看个例，还要看大样本实验。

爱荷华赌博任务，是一个可以更快探测到情绪对决策影响的实验。在该任务中，被试会面对 A、B、C、D 四组卡牌，每组卡牌奖罚规则不同。选择 A 组中的卡牌，可能会得到 100 美元，但也有一半的卡牌拿到后会被罚 250 美元；选择 B 组中的卡牌，可能会得到 100 美元，但有 1/10 的卡牌拿到后会被罚 1250 美元；选择 C 组中的卡牌，可能会得到 50 美元，但有一半的卡牌拿到后会被罚款 50 美元；选择 D 组中的卡牌，可能会得到 50 美元，但 1/10 的卡牌拿到后会被罚款 250 美元。

所有的被试，一开始都不知道这背后的规则，他们只能在游戏中通过尝试去发现规律。起初，所有被试都会尝试四组不同的卡牌，但随着游戏次数的增加，健康的被试，从 A 组和 B 组选卡牌时会明显出现神经紧张的反应，一般选择了 30 几次后，他们更倾向于从 C、

D 两组中选卡牌。而对于那些因前额叶或杏仁核受损而丧失情绪感知能力的被试，他们没有任何神经紧张的反应，随着实验次数的增加，他们依然不断地从 A、B 两组中选取卡牌。

所以，要想走出心理困境，来访者通常需要练习并重建身体感知能力——这也是重建自我信任的过程。

第二重伤害：无谓的身心资源损耗与伤害

大量的心理学研究表明，我们的身心资源是有限的。

为了顺应这一特征，更好地适应世界、改造世界，人类在进化中形成了一套高效的行动策略：依托感受迅速抉择。这是一种能有效减少资源浪费的自动化模式。对于健康的人来说，在日常生活 90% 左右的时间中，感受都是行动真正的决策者。

这套机制虽然可能会让我们陷入习惯化的误区，但大多数时候都是有益的，它可以保护我们节约身心资源，从而有效面对更严峻的挑战。

可一旦身体感知能力弱化，这种机制的保护作用就会被打破。此时，思维开始接管琐碎的自动化抉择过程，于是，灾难降临了。

在一项抉择研究中，实验人员发现，当被试在几分钟内被逼迫持续做出各种所谓的抉择后，再把手放进冰水中，其忍耐时间平均仅为 28 秒；而那些没有被选择折磨的被试，其双手在冰水中坚持的时间平均高达 67 秒。这一效果，在真实的汽车销售场景中也得到了验证：那些貌似受到尊重，并被要求做出各种车辆配置选择的购车者，相比无须过多决策的购车者，在购车花费上平均要高出 2000 多美元。

在训练中，我曾经遇到一个大学生来访者，他拥有很多令人艳羡的优秀表现：全学院领先的成绩、国家级大学生创业项目获得者、学生会干部。在宿舍，他是所有人求助的对象，经常会帮助其他同学解答学习中的问题。这一系列的生活，形成了他强者的心态：我要做好所有的事情，不能让自己有丝毫的不完美，不能让任何人对我的期待落空……于是，他开始压制自己疲劳的感受，渐渐地，他的睡眠被摧毁了。精力的不足，让他的学习出现了问题：注意力无法集中。对此他异常恐慌，因为他绝不允许自己在学习上落后于他人。于是，在压制疲劳之后，他又开始压制恐慌，压制走神，压制想要放弃一切的念头。两个月后，他陷入了严重的焦虑情绪中，彻底丧失了学习能力。

所以，重建身体感知能力，就是尊重并满足生命的基本需要，进而重建身心资源高效分配机制。要想有效地应对层出不穷的生活挑战，这是必须具备的基础能力之一。

第三重伤害：各种能力表现的全面下降

在这方面，最著名的案例是 1954 年心理学家贝克斯顿、赫伦和斯科特等设计的感知剥夺实验。

当时，兼职打工者的平均时薪仅为 0.5 美元。与此相对应，研究人员为被试提供了一份丰厚的报酬：每天只要躺着，就可以赚到 20 美元。只是躺着的环境有些枯燥：研究人员创设了一个缺乏刺激的环境，具体地说，就是一个没有图形视觉（被试须戴上特制的半透明的塑料眼镜），限制触觉（手和臂上都套有纸板做的手套和袖头）和听觉（实验在一个隔音室里进行，用空气调节器的单调嗡嗡声代替其听觉）的环境，但是，帆布床非常舒适。

在参与实验前，所有的被试都认为该实验过程会非常愉快：有些人想利用这难得的悠闲时光大睡特睡，有些人想借机思考学期论文或未来的规划。总之，每个人都认为自己能得到三重报酬：金钱、休息、不受干扰的思考。但是，一旦进入实验环境，在沉睡了一天后，被试就感到烦躁不安；仅仅两三天，他们便决意要逃脱这单调乏味的环境。

这个心理学发展早期的特殊实验，记录了大量被试在实验结束后遭遇的身心创伤：注意力涣散，不能聚精会神地从事某种活动；思维混乱，不能明晰地思考问题；知觉能力受损，不能正常地进行感知活动和分析；想象能力畸变，有些被试甚至出现幻觉；被试普遍感到焦虑不安，出现痛苦和想逃脱的愿望。

自我觉察有助于重建感知能力

现实生活中，很多人会问我：为什么自己陷入心理困境后会对亲人、朋友感到麻木不仁？为什么自己会漠视原本珍视的友情、爱情，甚至亲情？为什么自己会出现自残或自杀等极端行为？

这些问题的答案就是感知能力的弱化。

但是，要想重建感知能力，重新体验到生命的鲜活与乐趣，重新拥有感知的自由，绝对不能靠自残，这里有很多适合的解决方案。在开始下一节内容之前，如果你正被痛苦感受困扰着，就拿出 5 分钟的时间，试着跟我一起完成下面这个练习。

无论你在坐着、站着或躺着，都展开肩膀，挺胸抬头，将一只手的食指、中指、无名指轻轻搭在另一只手腕上，闭上眼，做一次深呼吸，然后觉察自己的脉搏跳动。你在感觉到脉搏跳动后，用鼻子慢慢地吸气，同时尝试觉察脉搏速度的微小变化，然后慢慢地吐气，用心体会呼气时脉搏速度的变化。如果你暂时没有觉察到脉搏速度的变化，也没有关系，在慢慢地吸气、呼气的同时，继续感受脉搏速度的变化。你还可以设定 5 分钟的闹钟，在这 5 分钟里就静静地体验手腕和指间脉搏的跳动频率、撞击力度、变化节奏，去感受身体清晰、自然的律动。

现在，让我们将视线重新转回刚出生的 X 身上。作为父母，如何避免 X 在从婴儿到成年的发展过程中遭遇感知弱化的困境呢？答案很简单，在他的成长过程中，允许他拥有一切好的或不好的体验，并指导他如何有效面对一切不好的体验。在此基础上，逐渐让他明白：身体体验是自然的过程，除了自己的身体，没有人（甚至包括自己的大脑）可以告诉他"应该"体验到什么。

任何时候，当我们拥有感知自由——即允许不愉快的感受存在，允许自己去真切地拥抱、体验它们时，我们就会迅速恢复生命的活力。

到这里，我已经呈现了感知自我、感知世界的身体感知部分，对人类的第六种感知能力——思维感知，我随后将会讲到。

03
追逐生命的安全与舒适

借助清晰的身体感知与表达能力，X 从出生开始就能有效地寻求外部支持，从而解决自己的现实痛苦，并获得平静与满足的体验。

他并不知道，自己已经凭借本能开启了一场追逐安全感的生命旅程。维护安全，是生命的第一本能。这一本能，深刻影响着我们的生活。

对于初生的 X 来说，安全感很容易被满足。

但随着生命的发展，思维开始出现。安全感由此会从纯粹的生理体验逐渐过渡为生理体验与心理体验共存的状态，甚至在生命的大多数时候，它仅仅意味着心理体验的安全。对于大多数已经拥有完整思维能力的人，从青春期的孩子，到成人，再到老人，如何让自己"安心"，变成了人生最大的考验之一。

实事求是地说，无法平静的"不安"，并非当代人独有。

几千年来，世界各地的人们都在经受这种苦难，也一直在探寻有效的解决方案。在这种探寻过程中，各种宗教的、文化的、社会的、政治的解决方案不断涌现。在这些方案的影响下，几乎每个人都开始尝试控制自己：遵照某些文化、教导、规则、戒律或者仪式控制日常生活——甚至会努力控制自己不喜欢的情绪或不喜欢的念头。

这种强行控制的结果，是显而易见的。与几千年来大多数存在过的人一样，我们的生活中充满了冲突。无论是与自我，还是与他人、环境乃至世界，所有的关系中都充满了冲突！

如果此刻我们真的可以看到这一切，不是从语言层面，而是像体验到愤怒，或者像第一次触摸到爱人一样真实地体验到这一切，那么一个全新的事实将自动浮现出来：控制，无法带来我们希望拥有的安全感。当然，安全感也可以换个词——平静感。

那么，几千年来全世界的权威、学者们都没有解决不安的问题，此时此刻，我们又该如何解决"不安"这一生命的核心苦难呢？

要想找到答案，我们首先需要了解"不安"究竟是什么。

不安是身心一体的过程

在我看来，不安包含两大彼此关联却又截然不同的过程。

不安是一种鲜活的身体体验的过程

比如仍处在生命早期的 X，缺乏有效的思维能力，只是生活于纯粹的现实世界。他一切行为的动力，如饥饿、疼痛、吞咽、厌恶、满足、舒服等，都源自眼睛、耳朵、鼻子、嘴巴、身体等带来的持续变化的身体体验。此时，安全或不安，单纯依托于身体体验。因此，对于 X 来说，安全的核心，就是让自己保持愉悦，比如身体要温暖、干爽，要被温柔地触摸拥抱，环境要和善、熟悉，没有任何的威胁。当这些需要得到满足时，X 就可以一直安静地躺着、开心地玩着或者沉沉地睡着。

这种回归平静的身体体验，是每个人完成身心资源储备，以更好地应对未知挑战所必需的过程。因此，这一需要会伴随我们的一生。实际上，观察生病时的自己或医院里的病人，我们很容易就能看到身体不适引发的不安。

在现实生活中，身体的不安会困扰每一个陷入心理困境的来访者：他们几乎无法容忍一丁点的身体不适——任何时候，只要他们开始感受到不快，通常就会迅速做出反应以求远离不安。当然，这种迅速且模式化的反应，往往与来访者真正的期待南辕北辙。因此，来访者仍然会持续生活于苦难之中。

关于身体体验的有效处理，在后面的行动部分我会继续分享。现在，我们继续关注不安本身。

在鲜活的身体体验过程之外，不安的第二面，也是其最核心的一面，是个人自动化的、固定的、僵化的思维模式。

困境中，没人愿意承担责任。因此，这一观点可能会让很多人感到不适：为什么不安是我个人的责任？我之所以持续感到不安，难道不是因为环境不友好吗？难道不是因为他人可能有意无意地带来的伤害吗？难道不是因为挑战以及未来充满的不确定性吗？

这种困惑或者愤怒的质疑，在训练中常会出现。

此刻，如果你也有这样的念头，如果你也感觉内心无法平静，以至于愤怒到想扔掉手中的书，还记得前面我们曾经做过的练习吗——觉察自己的脉搏。试试放下书，将一只手搭在另一只手的手腕上，闭上眼睛，慢慢地觉察自己的脉搏，觉察呼吸变化之间脉搏跳动力度、频率的细微变化。（我要声明的是：当你完整地读完本书，并从自己的生活中彻底领悟了本书传递的信息后，你会自己找到行动方案，而无须继续使用这样的解决方案。但此刻，虽然它不是有效的解决方案，却是可用的方案。）

不安是一种思维运动的过程

通过与父母的互动，婴儿很快开始学习并掌握一种人类独有的认识世界的工具：概念与思维。这是人类身体感知之外的第六种感知手段。掌握并运用这种工具，是婴儿成长过程中的里程碑事件，它将婴儿大脑从被动反应、被动学习的低效状态，迅速提升为被动学习和主动学习相结合的高效状态。

新的情绪建构理论认为，人的大脑工作机制，不是传统理解上的被动反应模式，而是依托于思维的主动预测模式。这一观点，得到了大量实证研究的支持。

实际上，婴儿成长的过程之一，就是大脑反复练习并掌握有效的思维预测能力。

比如 X，通过与父母或主要照料人的互动，他很快形成了一种关于事件的因果预测能力：我一哭，就会有喜欢的人出现；我一笑，对面的人也会跟着笑。

关于亲子互动的研究也表明，2～3个月大的婴儿好像已经形成一种期待：人们将对他们做出反应，并且相互作用。从此时起，婴儿开始具有思维预测能力，这是婴儿大脑发展的标志，也是人类适应世界以及改造世界最有力的工具。但同时，在心理层面，它也是几个月大的 X，以及全世界每一个心智健全的儿童、青少年、成人以及老人感到内在"不安"的真正根源。

英国曼彻斯特大学的心理学教授爱德华·特罗尼克曾做过一个非

常著名的实验——静止脸实验。在这个实验中，我们可以清晰地看到一个 2 ～ 12 个月大的婴儿被这种思维预测能力伤害的过程。

静止脸实验

实验一开始，妈妈和自己的宝宝在亲密沟通，妈妈对宝宝的每一个需求都迅速回应，回应宝宝的声音，回应宝宝的手势，宝宝的状态是轻松而愉悦的。这种互动持续了几十秒后，研究人员让妈妈将脸转到后面，在宝宝的期待中，几秒钟后再慢慢转回来。但与之前不同的是，这一次妈妈的脸和身体被要求不能有任何动作变化，不能对宝宝的沟通需求进行一点有效回应。从视频中，我们可以清楚地观察到，在重新看到妈妈静止面孔的瞬间，宝宝愣了一下，他第一时间感受到了妈妈开始变得与自己的预期不同。虽然不知道妈妈身上究竟发生了什么，但他想继续与妈妈亲密地沟通，所以，他继续之前的表达，可妈妈没有出现声音、表情等预期回应；他再次抬手指向目标，但这次妈妈没有像预期一样看向自己手指的方向。这种现实与预期间巨大的落差，让宝宝感到不安。他尝试自己解决不安：提高声音，尖叫，扭头不再看向妈妈，将手放到嘴上安慰自己。但是，宝宝的不安无法消除，因为妈妈还没有出现自己期待的变化。结果，仅仅一分多钟，宝宝就从开心互动模式变成崩溃大哭模式。此时，实验中止，妈妈迅速靠近并回应宝宝，几秒钟后，宝宝看到了预期中妈妈行为的"回归"，迅速走出了崩溃状态。

几个不同的研究小组发现，婴儿6个月大时，成人逐渐靠近的脚步声会让不安的婴儿变得安静，似乎在期待着母亲的到来；但如果成人走过来却没有抱起他们，那么他们会开始大声哭泣以表示抗议。

所以，除了思维尚未发育健全的初生婴儿及特殊人群，所有人感受到的身体不安（比如烦躁、焦虑、恐惧、强迫、疑病等诸多表现），都与这种思维预测能力有关。

在心理灵活性训练中，这种预期引发的不安，是最常见的现象之一。

一个正在读高中的来访者，在听到他人分享的母女和解、孩子抱着妈妈安心入睡的故事后，竟然脱口说出这样一段话："天哪，这真是越想越让人恐怖。万一我同妈妈改善了关系，她也会想要抱我；然后当她抱我后，她可能也想像这对母女那样跟我睡在一个床上……啊……不敢想，真的是超级恐怖。"

一个常年不安的孩子，与妈妈一起到酒店吃饭，看到酒店摆放的贵重物品，她感到有些恐慌："妈，这些东西会不会很贵？"妈妈答道："应该是吧。""那我万一把它们碰坏了，咱们是不是要赔很多钱？""不会的。小心点儿，不要碰到它们不就好了？""那万一我要是碰掉了该怎么办？我们家会不会就没钱了？那我们该怎么办啊？"

一个身体素质偏差，妈妈又被确诊已患癌症的孩子，经常担心地问妈妈："妈妈，你身体感觉好些了吗？万一有一天你不在了，我该怎么办？如果真有那么一天，我就一定会跟你一起走……"

一个焦虑的妈妈问我："我的孩子什么时候能够恢复正常？如果他始终这样，即使考上了大学，不也无法去念吗？没有同伴互动能力，始终这么恐惧，未来他不就真的成废人了吗？我到底该怎么帮他？"

......

这样的例子比比皆是，因为生活始终充满了未知和挑战，所以思维预测引发的不安将时时处处伴随着每个人。

远离不安，重获平静，这是生命的核心需要

在心理学发展中，我们可以看到大量关于不安对行为表现影响的研究。

关于焦虑的研究发现，感到不安时，我们的注意力会迅速集中，不断扫描环境中的各种威胁信息，同时自动屏蔽其他与威胁无关，甚至相反的信息。这种注意绑定效果，会让我们无法真正驻留于此时此刻，因此很难从事任何有意义的行动。为什么焦虑、恐惧、强迫等心理问题在实践中很难被有效处理，一个重要的原因就是这种注意力的自动定向。

还有一项创造力评估研究发现，安排被试在图上完成一个小老鼠走迷宫任务，只需要在路上画只老鹰，让被试感受到老鹰对小老鼠的潜在威胁，就可以迅速激活他们的恐惧反应，因此会直接降低其随后在创造力测验中的表现。

为什么生命会本能地远离不安，追寻平静？

泽丹博士负责的一项研究，考察了疼痛刺激和大脑反应以及疼痛感受之间的关系。研究中，他首先评估了 76 位从未参与过正念、冥想练习的志愿者的正念水平，然后对他们施予 50℃ 的热刺激。大脑分析显示，正念水平较高的被试，在接受疼痛热刺激期间大脑中、后扣带皮层失活，而那些报告更高疼痛感的人该大脑区域的活性更

强。现在，我们知道后扣带皮层是默认模式神经网络（从后扣带皮层延伸至内侧前额叶皮质）的一个中枢神经节点，而默认模式神经网络的核心工作特点是：它只在人脑不关注任何外界信息或者在处于休息状态即平静时才被激活。泽丹博士说："一旦你开始执行任务，默认模式神经网络中的这两个大脑区域就会分离，大脑会将信息分配给其他的神经区域进行处理。无论你什么时候执行什么类型的任务，比如读书或写字，默认模式神经网络都会被关闭。"

所以，为什么我们需要平静？上述研究呈现了它对降低身体疼痛感的积极意义。

2019 年 10 月 16 日，《自然》杂志发表了哈佛医学院研究人员的一项关于脑神经活动与人类寿命关系的研究。他们分析了数百名 60 岁至 100 岁、生前认知功能良好的死者的脑组织中的基因表达模式，结果发现，那些长寿者（85 岁以上）脑内与神经兴奋相关的基因的表达水平比寿命相对短的人（60 岁至 80 岁）要低。神经兴奋是指神经系统处于一种过度活动的亢奋状态，可通过多种方式表现出来，如肌肉抽搐、情绪转换等。研究表明，改变神经兴奋状态确实会影响寿命。

该发现提供了神经系统活动会影响人类寿命的第一个证据：平静，而非不安或快乐，会带来更长的寿命。

此外，还有其他研究表明，平静状态下人体会对损耗的能量进行补充，会做出更有利的决策，工作效率更高。

所以，有效处理身体和心理两个层面的不安状态，回归身心共同的平静状态，是终结一切心理痛苦，重燃生命热情，提升生命质量所必需的过程。

现实生活中，虽然大多数人并不了解不安对注意力、记忆力、创造力等外在表现，以及寿命长短等方面的影响作用，但没人喜欢不安的感觉。远离不安，一直是生命的核心主题。为此，我们从小就反复学习并掌握了很多解决问题的方式，比如拒绝新的挑战，生活在熟悉的环境中，或者用语言安慰，摆事实讲道理，与引发不安的荒谬理由进行战斗……

通过这些行动，我们希望可以解决不安的困扰，但从我们自己或身边人的生活中，它们现实的价值很容易被观察到：多数时候是隔靴搔痒，更多时候是毫无用处，甚至很多时候会适得其反。

我们要真正改变这些习惯却无效的模式很难。就像我，虽然我实践并指导他人练习生活的冥想技术已有多年，但依然会陷入这种无效的解决问题模式中。

在一次练习中，一个孩子在听到我说"下次我们的练习场地换到楼下的公园好不好"时，脱口拒绝："不行，外面太晒了。"我一愣，回应道："没事儿，我们找个阴凉的地方。"她又脱口而出："不行，我怕虫子。"她的两次拒绝，依然没有唤醒我，我本能地给她提供了第二次安慰："没事儿，我们找个没虫子的地方。"她第三次拒绝道："不行，那样就太阴森了。"她的第三次拒绝，终于让我明白——天哪，原来她被挑战引发的不安控制住了，而我却还在尝试用无效的"理智层面的努力"帮她处理不安。

当我觉察到这一事实时，迅速转换了行动模式：停止了解决问题式的安慰和承诺，转而向他们展示刚才我们彼此的互动过程，展示这个孩子内心的不安，展示我习惯化却无效的处理方案……几十秒全新的互动后，她顺利走出了对"到户外练习"的恐惧，"好的，我们下次可以去试试"。

关于不安的处理，后面我会进行详细的介绍，这是人类最核心的痛苦，也是本书真正想要探讨、处理的核心问题。但现在，我将带大家继续聚焦 X 成长中出现的第一种冲突：感知自由（体验自由）与追逐安全间的冲突。对于大多数人来说，这也是生命中最核心的冲突。

生命的第一种冲突：感知自由与追逐安全

前面，我们已经了解到一个事实：感知是生命存在最基本的活动，无论感知带来的是愉悦、平静还是痛苦，都是生命自然运作的保护机制。一旦这种活动被阻滞，我们的认知能力、注意能力、分析思考以及情绪管理能力就会遭遇严重伤害。现在，我们又了解了另一个事实：远离不安，回归平静，是生命的另一种基本需要。

当 X 处于幼小的婴儿状态，尚不具备思维能力时，安全只意味着身体层面的需要。因此，感知和安全两者可以和谐共存：感知能力负责扫描身体内外信息，一旦感受到任何不适，就可以迅速呼唤支持以解决问题。此时，两者是共生、协作且毫无矛盾的。

但伴随时光流逝，X 开始接触并掌握各种概念及其相关关系，思维能力和预测机制逐渐成形，意志在生命中的价值也逐渐变得重要。此时，身体层面的安全需要，逐渐让位于心理层面的安全需要。于是，X 开始用意志控制自己，想要主动远离各种不快情境或者不快体验，比如让自己远离可能的威胁，让自己不要紧张、不要悲伤、不要愤怒、不要孤独、不要空虚无聊（生活中，这种控制的行动很多，忘我工作，努力学习，求助游戏或娱乐等）……这个控制自己"不想要……感受"的过程，就是安全需要对自由感知需要的压迫过程。凡事有压迫就会有反抗，于是，X生命中第一种持续的冲突开始了。

如果你正被心理问题所困扰，就审视一下自己的生活：你是否正在用熟悉的一切来填满自己的生活，让自己远离风险？你是否正在与自己的感受较量？你是否想要更多"好"的感受，想远离那些"坏"的感受？如果你看到了这种较量，就注意观察填充、远离以及较量的结果是什么，比如问问自己：我想要控制感受的欲望，给我带来的是期望中的更好感受，还是更持久的痛苦？

这种对自己生活的观察，就是最好的学习和成长路径。走出心理痛苦的有效方案，一直蕴含在这种如实的观察与行动中。

接下来，我会呈现一个事实：感受层面的问题（不安或其他的沮丧、愤怒、悲伤等），无法用思维方案有效解决——虽然有时确实可以使问题暂时得到解决。现在，这需要你自己预先观察。

04
构建并维护自我

在心理服务过程中，很多身处困境中的来访者会告诉我："我不知道自己是谁，不清楚自己活着有什么意义！"

实际上，当一个人解决了基本的生存需要时，"我是谁"这个问题就会自动浮现出来。

作为人类的一员，X 也一样。

很快，X 已经 7 个月大了，他的运动越来越多，对主动的互动方式越来越感兴趣，能够主动接近自己感兴趣的物体和人，开始进行独立的探索，自我效能感（即自我诞生后的"我能行"信念）会逐步出现。到了 10 ～ 12 个月大，他开始努力尝试站起来自己走路。一开始，他紧抓着爸爸妈妈，战战兢兢地站起来，在爸爸妈妈的扶持下才敢小心翼翼地迈步。但很快，他发现了自己的能力，开始尝试独立行动。此时，如果爸爸妈妈将手伸过来，他会推开以示拒绝；如果被爸爸妈妈强行抓住，他通常会变得极为烦躁。此时，一些语言能力发展迅速的女性婴儿，甚至可以用明确的语言"不"来表达拒绝。

这是婴儿自我意识的萌芽。

研究发现，5个月大的婴儿已经可以把自己面部动态的图像与同伴区分开来；到8个月大，他可以同时区分动态和静态两种图像；到18个月大，在镜像实验中，幼儿已经能明确识别镜子中的自己；到了2岁末3岁初，幼儿越来越多地表现出自我特征，如预测成人的行为，以寻求积极反馈并回避不愉快体验，自我监控，拒绝帮助，坚持"我自己做"等；进入3岁，他们开始更多地用多维评价的方式看待自己，因此对别人的评价越来越敏感；到了4岁以后，幼儿能够依托于过去的事件定义自己（这被称为自传体记忆），也可以使用抽象的词汇来描述自己和他人，比如调皮、乖、聪明、受欢迎、有用等。至此，形成"自我"所需的记忆与唤醒、分析与评判、预测与调整等能力儿童都已具备。

与思维一样，自我的出现非常重要，它是个人发展过程中第二个里程碑式事件。

但本书探讨的主题不是自我的积极意义。

我想带大家一起踏上的这段旅程，是搞清如何彻底终结人生一切的心理痛苦。所以，我们需要暂且忽略自我建构的积极意义，而重点关注它不为人知的另一面：会带来心理伤害的一面。

第一，自我形成的本身，就是一个内在分裂的过程——将鲜活的生命体验变成了两个彼此对立的角色：生命的体验者和对体验者进行分析、判断、选择的观察者——这就是现实与思维的分裂，也是生命中无尽自我冲突的源起。第二，它是一个自我封闭、自我奴役的心理过程：依托于过去经验的累积，形成对于自我的"意象"。这种意象既是一面旗帜，又是一个脚镣，它让我们的生活从开放自由的状态逐渐走向封闭、被特定意象掌控的受奴役状态。第三，自我是一个自我预期与实现的行动过程：依托于观察者和意象的指导，在未来的行动中或者强化这一意象，或者远离对这一意象的伤害。

一旦理解了这三个过程，我们就会发现一个清晰的事实：自我的建构过程，就是注意力远离现实世界，开始在思维世界选择性累积过往经验，从而封闭生命的无限可能，并将之导向固定方向、固定目标的思维过程。

自我是一个思维过程。几千年来，人类之所以始终被恐惧、焦虑、无力、悲伤、愤怒等心理痛苦困扰，就是因为这个思维过程。后面我们会看到，只要理解了这一点，就可以自行终结一切心理痛苦。

在这里，我继续以 X 为例。

我们已经看到，在思维和自我出现之前，X 的生活很简单：感受到饥饿、寒冷、疼痛等现实痛苦时，他会迅速行动以呼唤外部支持。如果没感受到问题解决，他会一直呼唤；一旦问题被解决，他就能很快回归平静、满足的状态。

但思维出现后，他开始出现第一次变化：当体验到不愉快时，他发出了呼唤，同时开始期待着被人关照。一旦这种期待得到回应，比如妈妈的脚步声靠近，即使问题没有被解决，他也会安静地等待；但如果听到脚步声后妈妈却迟迟没有行动，期待落空，那么短暂的安静会变成新一轮更激烈的呼唤。在前一部分，我们已探讨过思维引发的不安。

现在，在思维的基础上，自我出现了。第一，在成人的引导下，他完成了自我分裂——真实的自己和内心时刻在观察、在评判的自己；第二，他根据社会互动成功或失败的经验，形成了一个关于自我的相对固定的"意象"；第三，他开始有意识地模仿成人，在现实中寻找与"意象"吻合的证据，发展并维护内心关于自我的"意象"，并产生因"意象"与现实的持续比较而引发的感受——当现实有利于意象时感到愉悦、幸福，当现实不利于意象甚至伤害了意象时感到痛苦。

X 的生活，因此发生了天翻地覆的变化：从简单、有限的现实世界进入了复杂、无限的思维世界。

现在，我们一起深入了解自我建构、自我维护与自我发展的过程，看看它们是如何在 X 的生命中发展演化以及发挥作用的。

自我建构：诞生即与鲜活现实分裂

近年来，有很多关于恶劣家庭环境对儿童发展影响的研究。

比如布里埃的研究指出，遭受虐待的儿童，必须时刻注意外在的威胁。他把这种对他人高度的警觉称为"他人定向"。这种机制，不仅会消耗儿童宝贵的精力，更会阻碍儿童关注自己的需求、想法和愿望。因此，在这种环境下生活的儿童，通常会出现很多问题，比如过分追求完美，或者将自己看得一无是处，情感变得冷漠甚至麻木等。

在这些研究的支撑下，"改变环境"自然成了心理干预中一个经常被认为正确的建议。很多心理工作者与社会工作者因此会尝试帮助求助者改变环境。对于低龄儿童来说，这也许有益；但对于青少年以及成年人而言，改变环境并非他们走出心理困境的有效路径。大量的心理干预实践都证明了这一点。

为什么会这样？原因很简单，对于青少年以及成人来说，现实带来的威胁，远不如心理世界的威胁严重。

我们一起来看看这一现象是如何发生的。

生活中，每个人都会持续地审视自己的感受、思维以及行为。比如很多来访者会说：

"唉，我为什么总是这么难过？为什么我就不能开心一些？"

"天哪，我怎么会有这么可怕的念头？这太疯狂了，我一定要控制住自己！"

"我怎么能这么冲动？明明是个淑女，可我刚才的行动看起来却像个泼妇，下次可千万别失控！"

"真倒霉，就因为没戴我的'幸运帽'，这次比赛又输了。下次我绝对不能再犯这种错误！"

这种自我审视或经验总结是有意义的，它通常被视为人生进步的阶梯。在这里，我们依然需要忽略审视行为的积极意义，而将焦点集中于这种行为本身及其心理意义上。

于是，面对审视，一个新的问题出现了：那个时刻在审视我们，告诉我们什么是对，什么是错，什么应该做，什么不应该做的人，究竟是谁？

要回答这个问题，就需要真正了解自我建构问题。

自我的建构，包含两个前提：新皮亚杰主义者和自我理论家认为，自我首先是一种认知结构；而符号互动论者和依恋理论研究者认为，婴幼儿与父母、同伴、教师的互动产生的社会经验，都会影响自我的建构，因此，自我也是一种社会结构。

近百年来，关于自我的研究理论很多。但绝大多数研究自我的学者都达成了一个基本共识：自我的两个前提可以被标记为主体自我"I"和客体自我"Me"。1989年，维利总结了众多理论，将这两种结构定义为更清晰的"主动的观察者I"和"被动的被观察者Me"。其中，"主动的观察者I"负责感知个体内在的状态、情绪、思想、需要以及行为，并对其过程进行控制以维护自我的连续感、和谐感以及价值感；"被动的被观察者 Me"则是时刻被感知、被改变的对象。1994 年，刘易斯又提出了两个新的术语。他把"I"称为感知、认知自我的"自我的机械系统"，将"Me"称为"关于我的想法"。

科学界关于自我的定义，清晰地展现了"自我建构即分裂"这一内在统一的过程——"我"从一个鲜活的整体分裂为两个不同的部分：一部分是以经验为支撑、以"我应该""我必须""我希望""我不能"等语言为面具和武器的"观察者 I/ 控制者 I"（观察者同时也是控制者，后面我们统一使用"观察者 I"这一称呼），这就是我们通常理解的以价值为核心的"理智"；另一部分是以现实体验为核心的"被观察者 Me/ 被控制者 Me"，这就是我们通常理解的个人体验。

我们知道，经验是思维的结果，希望、命令等语言也是思维的结果。据此，我们可以看到一个事实：这个分裂出来的全新的"观察者 I"，完全是思维运作的结果。我前面说过，现实会受制于很多因素，因此其威胁是有限的。但在自我分裂之后，困扰我们更多的，从现实刺激转向了来自"观察者 I"的思维刺激——这是大脑自动发出的声音，可能是有意的，但更多时候是无意的。最为关键的是，它不受时间、空间、环境等任何限制，因此其威胁必然是无穷无尽的。

举个例子，在生活中，每个人都有这样的体验：正在做一件事情时，一段好的或不好的记忆会突然闯入（实际上，闯入更多的是不好的记忆），我们的情绪就会因此变得快乐或糟糕。要命的是，这种闯入完全不受控制，我们越是让自己不要想或者不要回忆，它就会出现得越频繁。在心理学研究中，这就是著名的白熊效应。

所以，思维不受时空限制、绵绵不休的特点，决定了由其唤醒的心理痛苦也必然无穷无尽。

在心理服务实践中，很多来访者会受困于"观察者 I"所讲述的"我很差""我不值得被爱""我的人生没有希望""我再也不可能爱上任何人"等特定的自我故事和结论，并因此做出种种令自己痛苦的反应。

在不了解什么是自我故事，以及谁是故事的讲述者时，这些故事会让我们痛苦万分，感觉生活真的是地狱。可一旦我们了解了自我建构的过程，发现了故事的讲述者只是自己过去的经验，故事的内容只是特定生活经历而非真正的生命事实，我们就会迅速拿回生命的力量，并因此有能力终结任何生命的悲剧。

后面，我们会一起探讨如何在心理层面终结这种分裂，进而终结由此引发的一切心理痛苦。但现在，我们只需要记住：自我的诞生是经验和选择的结果，它是人类生命发展中的一个自然、不可抗的过程。但与此同时，它也意味着思维与现实不可避免的分裂。

自我意象：成熟的过程即自我封闭与内在冲突的过程

在自我的建构中，我们已经清楚地看到，自我包含相互关联的两部分。

其一，是依托于过往经验形成的"观察者 I"。它时刻都在观察、分析、评判我们的生活，在我们脑海里发出自动化的声音，想要控制我们的生活。有些人可能喜欢将它命名为"更高级的我"或者"超我"，但我们现在知道，它并不神秘，也不高尚，它只是过往经验和大脑自动化预测机制的产物。它的出现，造成了我们的生命与鲜活现实间的分裂。

其二，是"观察者 I"讲述的关于"我是谁"的故事。对于 X 来说，成长就是更多体验、选择并丰富"我是谁"的过程。这些体验和选择的结果，会形成一个关于自我的"意象"：包括对个人整体特点的自我评价，如"我是个好人 / 有用的人"；包括对特定领域能力的评价，如"我很聪明""我非常勤奋""我非常受同伴欢迎"等。

观察 X 的成长过程，我们会发现，可以构成"我是谁"这一意象的故事有很多，但在观察者的控制下，每个人都会倾向于选择固定类别的故事，因此自我"意象"在定向累积的过程中会逐渐远离自由、开放、充满无限可能的状态，转而走向僵化、封闭、自我设限的状态。在心理康复中，自我"意象"究竟是开放的还是封闭的非常重要，它直接决定着个人的自我价值感及随后的行动模式。

哈特针对幼儿园孩子的研究，清晰地呈现了自我"意象"的影响。那些自我价值感低的孩子，习惯用消极的词汇形容自己，不相信自己的想法，缺乏发起活动和接受挑战的信心，没有好奇心，缺乏探索精神，做事犹豫，喜欢退缩或袖手旁观，独坐一旁，对自己的成果缺乏自豪感，遇到挫折很容易放弃，经常采用不成熟、不恰当的方式来应对压力和挑战。

与此相对应，自我价值感高的孩子，表现则截然不同。他们会用积极的词汇形容自己，更相信自己，能够忍受挫折并坚持不懈，能根据新的变化进行有效的调节，敢于质疑并渴望尝试全新的挑战。

所以，意象是"经验累积"加"自我选择"的过程，这种累积和选择，也是自我封闭和奴役的过程。理解这一点非常重要，它直接关系到我们能否了解自己，以及能否顺利终结一切心理痛苦。因此，这里我继续借用哈特对不同年龄段孩子自我意象描述的研究，看看这种累积、选择、封闭和自我奴役是如何发展变化的。

2～4岁幼儿的自我意象表述

我快3岁了，和我的爸爸、妈妈、弟弟、妹妹一起住在一栋大房子里。我有一双蓝色的眼睛，有一只橘黄色的小猫，我的房间里有一台电视机。我知道所有的字母，听着：A，B，C，D...X，Y，Z。我跑得很快，我喜欢吃比萨饼，我有一头棕色的头发，我很强壮。我可以举起这把椅子，你看！

你能注意到吗？在这段描述里，这个孩子更多关注的是现实世界，尚没有过多受到以概念为基础的思维问题的困扰。研究表明，这个时期自我认知的特点是只能以自我可观察的特征构建表达，因此，幼儿时期是人生最快乐、最满足的时期之一。

值得注意的是，此阶段儿童思维特征是"全无"或"全有"的，他们无法将好坏、善恶等对立特征融合。因此，他们要么认为自己"非常棒"，要么认为自己"非常差"。此时，他们对自我意象中好坏的描述非常僵化。

5～7岁儿童的自我意象表达

我有很多朋友，我读书成绩很好，我跑得很快。我能把很多事情都做得很好！如果你能把事情做好，就不会有做得不好的事情，至少不会同时是好的又是坏的。当我把一件事情做得很好时，我爸爸妈妈都为我感到骄傲，他们看着我时，我会非常开心、非常兴奋。

5～7岁的儿童开始更多地使用抽象的概念词汇来描述自己，在这个阶段，好坏对立的概念已经初步具备，但其思维依然是"全无"

或者"全有"。所以，在低龄阶段被错误养育后习得了"我不行""我不好"等自我意象的孩子，完全无法依靠自己走出意象引发的伤害。

8 ～ 11 岁儿童的自我意象表达

我今年读小学四年级，我非常受欢迎，至少很受女孩子欢迎，因为我待人很友好，乐于助人，且能够保守秘密。基本上我对朋友都很友好，虽然有时候我心情不好也会说一些尖刻的话。我会尽量不发脾气，如果发了脾气，我就会感到很羞愧。和朋友在一起时我会很开心，没人陪我时我会难过。在学校里，我觉得自己在语言方面很有天赋，很聪明，最后一次大考，我得了优，我感到非常自豪。但我感到自己的数学和其他学科都很差，尤其当我看到其他小朋友都学得那么好时就更觉得自己笨了。尽管这些学科都学得不好，但我还是很喜欢自己的，因为我觉得数学和其他学科对我不那么重要，我更看重人缘和长相。

你能注意到这个年龄段孩子的变化吗？同伴关系、个人发展成为他们生命中最关注的事情。与此同时，他们开始有意识地屏蔽伤害性事实（数学及其他学科成绩不好，但我认为它们不重要），而重点维护"好"的自我意象（人缘、长相）。这些孩子不知道，这种自我保护式的维护和屏蔽，反而可能成为未来心理痛苦的根源——心理服务中，很多来访者陷入痛苦的核心诱因，就在于其赖以自慰的优势遭遇现实挫折，使他们无处可逃。

12 ～ 14 岁青少年的自我意象表达

我和朋友在一起时很外向，话多，搞笑。在熟人面前我的表现非常棒，至少我的朋友们是这样认为的，我真的很在意他们的看法。

和朋友在一起时，我总是非常开心。和他们一起做事时，我会很高兴、很兴奋。我喜欢和朋友在一起时的自己。和父母在一起时，我的情绪就会变得比较低落，即使仅仅想到要让他们满意，我就感到恼怒不堪，甚至有点儿绝望。他们认为我与朋友在一起玩的时间太长，家务活儿做得太少，说我太懒、不负责任，我很难不相信他们的话。他们一旦插手来管我的事情，就会让我变得非常刻薄。事实是他们的观点对我依然很重要，所以每次他们来管我，我就会非常不喜欢我自己。在学校里，我很睿智，班级表现很好，乐于学习新知识，解决问题时很有创造力。在不熟悉的人面前我会害羞、不自在而且紧张。

在青春期早期，对自我意象的维护继续影响着孩子的行动。他们会靠近有利于创造积极自我意象的情境——接纳认同自己的同伴、显示能力的学校，而远离会伤害自我意象的情境——指责自己的父母。但是，这种远离，又会带来新的自我冲突：理智上，他们知道父母的话有价值，有利于自己的发展；但感受上，父母的指责让他们痛苦，让他们无法靠近父母。这种冲突，最终演化为孩子对自己行为的厌恶。在这个年龄段，孩子的身体发育日趋成熟，而负责冲动控制的大脑前额叶还远未成熟，这会导致他们常常陷入情绪痛苦中。一旦这种痛苦得不到有效处理，他们就会在短时间内丧失前进的能力。

研究发现，处于青春期早期的孩子，依然保留着从儿童期开始的"全无"或"全有"思维模式。当研究人员告诉这个年龄段的孩子他们内在对立的行为——如在学校勤奋、在家懒惰，对朋友友好、对父母暴躁，在熟人面前外向、在陌生人面前内向等，然后问他们是否会被这种对立困扰时，一个孩子毫不费力地回答："这个问题真傻,我不会和自己争吵。"

如果真能了解这一点,父母就不会被"我的孩子思维太偏执"等问题困扰,因为只能看到问题的一面,是这个阶段孩子固有的思维模式。当然,随着发展到青春期中期,这种情况会出现明显的变化。

15 ～ 16 岁青少年的自我意象表达

我是个什么样的人?你大概不会了解的。我很复杂!和关系好的朋友在一起时,我很包容;但如果我不喜欢其他人的所作所为时,就会变得面目可憎。我希望自己一直能包容友好,当做不到时,我就会对自己有点儿失望。我读书很认真,有时甚至非常刻苦,但同时我又要显得漫不经心,否则我会被朋友们排斥,他们会说我是"书呆子",我非常在意他们的看法。因此,我的成绩不是很稳定,父母希望我成绩更好,我也在意他们的看法,所以我就开始不喜欢自己。这不公平,我也想让父母满意,但这样的话我在朋友们心目中的形象就毁了,所以我在家脾气不好,尤其当父母管我的时候,我会变得非常刻薄,我不明白为什么自己在朋友们面前那么开心,而回到家里就感到焦虑、沮丧、尖刻。我不知道哪一个才是真实的我。在朋友们面前,我可以做真实的自己,但在父母面前,我做不到这一点,因为我觉得他们不理解我,还是像对待小孩子一样对待我。我在做一份兼职,那里的人把我当成大人对待,我想得到他们的认可,所以我工作非常努力,这让我感觉很好。

进入青春期中期,青少年的发展需要、同伴交往需要以及亲密关系需要、安全需要等会交织在一起,因此其面临的冲突迅速增多。在他们的自我描述中,我们能看到他们对冲突的关注,这是青春期早期以前不曾出现的。因此,这个年龄段的孩子自我反省明显增多。

一些研究显示，这个年龄段的孩子会近乎病态地关注他人对自己的看法，"我是谁"这个问题第一次变得如此重要，他们想找到确切的答案，从而维护统一、协调、正确的自我意象。

17 岁以上青少年的自我意象表达

我是个相当有责任意识的人，尤其是对作业之类的事情，我非常认真，这对我很重要，因为我计划明年考上大学。我希望将来学习法律（我的父母不希望我将来当一名律师，他们宁愿让我教书，但学法律是我的梦想），所以必须养成好的学习习惯并取得最优秀的成绩。生活中，我经常会感到矛盾。比如有时我会想偷懒，会想和朋友一起去看足球或篮球比赛，但这很正常，人应该具有灵活性。我想成为一个为人处世很公正的人，如果当了律师，我希望自己是一位公正的律师，但我并不总是能够达到这种标准。这会让我郁闷，我不喜欢这样的自己，但我也告诉自己，人都会犯错，这是很正常的事情。虽然我很喜欢高中的朋友和生活，但我同样期盼着离开家去读大学，在那里我会更独立。我自己的心情有些复杂。我爱父母，他们的意见对我来说很重要，所以离开家将是一件喜忧参半的事情。但有时候在妈妈身边，她希望我一直都是她的"小宝贝"，这样我很难变得成熟。和父亲在一起时，他会像对待成年人一样对待我，我更喜欢那样的我，因为那更接近真实的我。我依赖父母，但我也想摆脱这种状况，希望自己能尽快自力更生。

我们可以看到，进入青春期后期，梦想、未来、独立等自然会成为思考的主题。这不需要刻意努力，因为发展是生命最基础也最核心的主题。在本书后面，我们会继续探讨这一话题。

我使用了大量的篇幅呈现了哈特对不同年龄段孩子自我意象发

展的研究。从中我们可以再次确认这样一个事实：意象是成长中经验累积和自我选择的结果，这种选择一定意味着排他性和封闭性。因此，要解决由此引发的问题，打破自我封闭、自我设限的状态是常见手段之一。

德韦克教授是自我意象研究及干预领域的全球领导者之一，她和她的团队关于发展心态与僵化心态的研究，深刻地影响了教育理念及实践的方向。比如针对儿童评价的研究显示，"你真聪明"这一评语，会让孩子在挑战面前变得胆怯——为了维护"聪明"的意象，他们会回避有可能伤害此意象的情境；与此不同，被评价"你真努力"的孩子，则对挑战充满了兴趣——他们想要维护的，是"努力"的意象。针对中学生、大学生的研究同样证实了这一点，当研究者帮助学生建立了关于自我的"只要努力就一定可以成长"的意象时，他们真的能够收获真正的成长。

转变意象，不仅可以帮助每一个心理健康的人，也可以帮助陷入心理困境的来访者。在心理服务中，自我意象干预技术一直都有着良好的效果记录。

在我的心理服务生涯中，我一度也曾非常喜欢使用意象干预法。但随着对自我构建过程的了解，我逐渐发现，引导来访者练习并掌握意象调整方法，并非终极的解决方案。这一方面是因为不同的来访者能力和意愿不同，因此转变意象的结果会有所不同；另一方面，是因为意象形成的过程，同时也是恐惧诞生的过程。

关于恐惧会伴随意象而生这一过程，我做一个简单的阐释：

第一，意象的诞生，意味着我们开始拥有一件全新的东西。而任何的拥有意识，都会伴生着自动化的对丧失的恐惧：万一我的表现与意象不符怎么办？为什么我的意象如此虚弱，完全比不过别人的意象？万一别人批评、指责甚至贬低我的意象怎么办？

第二，意象的诞生过程，离不开注意力从现实世界向概念世界的转移，实际上，意象就是概念性评论，比如"优秀""高尚""尊贵""新潮"等，而所有的评论性概念都有对应的反面，如"优秀"vs（对比）"差劲"，"高尚"vs"卑鄙"，"尊贵"vs"低贱"，"新潮"vs"落伍"……这正如老子所说："天下皆知美之为美，斯恶已；皆知善之为善，斯不善已。故有无相生，难易相成，长短相形，高下相倾，音声相和，前后相随……"在成长中，我们对概念的学习，一直遵循的都是对立相关原则。因此，一个"好"的概念，同时会唤醒一个"坏"的联想。在心理灵活性训练中，我发现很多来访者对赞美特别反感，原因就在于这会唤醒他们对批评的恐惧。

所以，与自我的形成过程就是内在分裂的过程一样，意象的形成过程也是引发冲突的过程。意象与冲突，这两者浑然一体，不可割裂。

基于这种认识，我们就会发现这样一个事实：要消除意象带来的心理伤害，转变意象不过是权宜之计，更简单有效的方案，是认识到意象的形成和作用过程，进而超越并彻底终结它对我们生活的干扰。

自我维护：意象将塑造并改变我们的生活

我说过，自我意象，是大脑讲述的关于"我是谁"的故事。

这种故事传递的信息，会深刻影响我们的生活，因此，自我意象会带来自我促进或自我设限的行为。高自我价值人群展现出的自信独立、勇于质疑、敢于挑战、面对挫折坚持不懈等行为，和低自我价值人群展示出的自我怀疑、犹豫退缩、孤独自处、面对挫折很容易放弃等行为，都是自我意象作用的结果。

所以，要想更深入地了解冲突，我们就需要了解自我意象建构对个人生活在四个方面的塑造作用：发展性、正确性、统一性、自由性。这也是自我意象管理的四个最重要的方面。关于发展性，后面我将拿出单独的篇幅来讲述。这里，我们先聚焦另外三种作用。

维护自我意象的正确性

在心理服务中，我经常能看到来访者的愤怒。

比如一对前来求助的母女，妈妈小心翼翼，女儿一脸漠然。妈妈很怕刺激到女儿，但她一张嘴就惹怒了女儿："最近我女儿脾气特别暴躁，我根本没法和她好好说话。"

"谁脾气暴躁了？你能不能不要一张嘴就当着外人的面撒谎？你怎么不先说说自己做了什么事情？"

"你看看这个孩子，我真的是一点儿办法都没有！"

"我怎么就让你没办法了？你能不能不要总这么攻击我？"

"前几天我只是跟她说'学习不是为了应付考试，所以不要总担心考试成绩'，然后她就开始跟我吵。是，我这句话可能说得不合适，但她至于要跟我这么生气吗？"

"谁学习是为了应付考试了？我天天那么努力你看不见吗？我在你眼里就是这么不堪的人吗？"

......

这个女孩遭遇的就是自我意象被攻击后的痛苦。在训练中，经常有很多来访者在诉说自己的痛苦时，会提及"我最讨厌他／她在别人面前提跟我有关的事情，感觉我就像一个透明人，一点儿隐私都没有，一切都被人知道得清清楚楚……"

很多人际冲突与自我冲突，都与这种自我意象被伤害的感受有关。

为什么人类如此在意自我意象？

让我们再次回视自我意象建构的两大过程：一是负责感知的认知过程，二是负责思维评判的社会化过程。一旦看清这两个过程，我们就会明白：自我意象源于对社会认同感的追逐，因此这也将是它最核心的目标。

那么，如何才能获得社会认同呢？答案很简单，看个人行动所代表的自我意象是否符合社会标准，是否足够"正确"或"积极"，是否有利于群体与社会的发展……在面对这些问题时，一旦得到的答案是肯定的，当事人就会得到群体的接纳和认可，由此感受到自我价值，并获得内在安全的感受；一旦答案是否定的，那么群体排斥、拒绝以及自我否定就会随之出现，不安也开始如影随形。

我们知道，追寻安全是进化的结果，是人类的第一行动本能。这一本能，一开始会体验为追寻身体体验的安全舒适，但在思维出现后很快会转变为更多追寻思维世界的安全舒适。这一点，也被社会心理学研究所证实。阿伦森、吉洛维奇等社会心理学家发现，维持一个稳定、积极的自我形象，是人类行为的强大驱动力之一。

生活中，大多数人，都认为自己是高于平均水平之上的，比如更有道德、能力更强、更有吸引力等。但这种"积极、正确"的形象很容易被现实冲击，了解面对冲击时我们自动化的行动方案，会有利于我们理解自己身上正在发生的事情，因此也更有可能让自己远离无效的行动或者更严重的心理伤害。

自我意象遭遇冲击时，一种有效的行动模式是调增行动。比如学业表现不好时，在学习上付出更多的努力，使用更多的学习策略；人际关系发生冲突时，花费更多的时间靠近对方，去了解对方的感受和需要，同时勇于呈现自己的感受与需要，进而寻求彼此满意的互动模式或关系处理方案。对于任何冲击引发的意象危机，这种聚焦于问题并解决问题的模式，都是有效的处理方案。

但调增行动并不容易做出来。在这种方案之外，很多来访者会本能地求助于其他无效甚至有害的处理方案。

比如我前面提过的自我说服。

在心理学研究中，吸烟者是一个重要的群体：他们依赖香烟，同时也知道吸烟有害健康，比如会增加患肺癌的风险。心理学家研究了一群重度吸烟者的态度和行为。这群人参加了一个戒烟特别门诊，在成功戒烟一段时间后，其中有些人再度开始严重吸烟。心理学家发现，他们找到了很多巧妙的办法来维护自己吸烟行为的正当性。比如有些人让自己相信关于吸烟和癌症关系的数据是不准确的；有些人会告诉自己吸烟可以放松自己，缓解紧张的神经，所以这在某种程度上反而有利于健康；有些人则通过搜集新的故事来增加新的认知，比如一位被试提到的"看我的爷爷，他今年都87岁了。他从12岁开始就每天抽一盒烟，这说明抽烟并不一定对身体有害"；还有一些人，则会关注自己在其他领域优秀的一面，以调节吸烟行为引发的糟糕自我意象，比如"是，我知道吸烟很愚蠢，但我是一个优秀的作家，你看，这是我的获奖作品……"

为了维护自我意象的正确性，我们会为自己的行为寻求众多合理的理由。这可能会让我们暂时"心安"，甚至有脑成像研究发现，这会让大脑出现愉悦反应。但在我看来，试图用思维解决思维自身引发的不安，恰恰是人类心理痛苦的核心诱因。

大脑失调中的脑成像研究

德鲁·韦斯腾和他的同事利用脑成像技术研究了认知失衡导致的大脑变化。他们在了解了被试喜欢的总统候选人后，给他们提供了两种不同的信息，一种是支持对方竞选总统的信息，另一种是不利于对方竞选总统的信息。他们发现，当被试在加工不利信息时，其大脑中推理区域活性会降低；而当被试看到有利信息时，大脑中会出现愉悦的反应活动。韦斯腾据此指出，大脑不停地在信息中挑挑拣拣，与其预期不符的信息，仿佛会让大脑受伤，一旦挑选到符合预期的信息，大脑则会激活愉悦中枢以示奖励。

了解了大脑会自动远离"伤害"并追逐"愉悦"的工作模式，我们就会知道，生活中很多来访者坚持的以"体验更好"为导向的行为，就是在长远角度阻碍自我学习、自我发展，进而造成自我伤害的无益行为。为何如此？原因很简单，一切的学习、发展，都意味着短时间内对自我的挑战，这正是大脑自动运作下会极力回避的场景。

维护自我意象的统一性

人类解决安全感的核心手段之一，是生活在友善、熟悉的环境中。这种友善，表现在自我意象上，就是维护自我意象的正确性；而熟悉，表现在自我意象上，就是维护它的内外统一性。

这就涉及了自我意象的管理。

自我意象的管理策略很多，我们重点探讨其中能引发心理困扰的行动策略。在经典作品《社会心理学》中，阿伦森曾介绍过两种行动策略——逢迎和自我妨碍。很多来访者的痛苦都与这两种行动策略有关。

① 逢迎

逢迎，阿伦森引用的定义是"用奉承和赞扬来使自己被别人，特别是身处高位的人所喜欢"。这种定义暗示了逢迎中语言的主体地位。但生活中大量的来访者，不是用语言，而是用行动传递着逢迎的姿态。

有经验的养育者都会注意到一个现象：自己对孩子的描述，往往会变成孩子随后的事实。比如父母评价孩子"特别调皮"，孩子就会表现出调皮的行为；评价孩子特别乖，孩子也会表现出乖的行为。

为什么会这样？这与孩子成长的需要有关：由于个体的弱小，他们必须依赖外部资源支持。而获取支持的最好手段，就是取悦对方。还记得前面哈特的研究吗？孩子自我意象的建构，一开始完全依赖于重要的他人的意见。直到成年，他们才可能有力量摆脱外在控制，开始更多依托于自我评判来建构意象。

针对青少年发展的研究发现，如果照料者对青少年设定难以达到的标准，并在青少年努力追求这些不切实际的标准时给予赞许性回馈，特别容易导致孩子产生病态、虚假的自我意象。与高标准要求孩子不同，还有一类父母，会有意无意地忽略孩子的存在。为了唤醒父母对自己的关注，这样的孩子也会表现出虚假的自我。

一个17岁、被诊断为重度抑郁三年多的女性来访者，就是这样的典型：她的父母，由于成长经历的束缚，在生活中处处关注自己的情绪，结果忽略了她的存在。小学一年级时，这个孩子偶然发现优秀的成绩会让父母关注自己。为了保持父母这种关注，她投入远多于同龄人的时间学习，甚至最后发展到整晚不睡觉地去学习。

所以，虚假的自我意象会驱动着孩子持续压迫、伪装自己，甚至放弃自己真正的需要来取悦父母。研究结果表明，在这种状态下成长的孩子，会对自己使父母满意的能力信心不足，他们会出现高度的假我行为来获取某些他们需要的父母的支持。非常重要的一点是，这会直接导致低自我价值感出现，而这又与自我报告的抑郁倾向高度相关，而抑郁很容易将孩子带离常规发展轨道，使孩子陷入学习能力下降、同伴关系恶化、睡眠变差、身体健康受损害等境地，更严重的还会出现自残、自杀等念头或行为。

当然，我们本趟旅程，并非要探讨父母的养育行为及其对孩子造成的伤害。我们探讨的重点是，自己身上究竟发生了什么。

我们看到，这种迎合背后是我们内心的不安。因为无法有效处理内心的不安，所以我们求助于迎合式的行动。成长中，随着我们生活环境范围的扩大，这种不安会开始泛化，因此行动会慢慢演变为对权威、对规则的迎合与顺从。

最开始是对老师等权威"人"的迎合。

著名的罗森塔尔期待实验，展现的就是学生对老师的迎合——如果老师认为自己很有潜力，对自己充满期待，那么其学生的表现，无论是学业成绩、同伴关系，还是自我的情绪管理，都会得到明显的改善，甚至在相同时间跨度内，其学生的智商提升水平都远超其他学生。

关于老师的影响，我们再看看另一个真实的故事。

马文·科林斯老师是美国教育史上的一位传奇人物，先后被里根和老布什两位总统邀请担任美国教育部部长，但她都以"自己更适合讲台"为由拒绝了两位总统的邀约。在她的著作 *Marva Collins' way*——《马文·科林斯教学之路》中，她分享了自己与一个5岁半的孩子艾瑞卡互动的故事。

艾瑞卡是个女孩，一直与外婆生活在密西西比，直到要上学时才回到芝加哥与妈妈一起生活。艾瑞卡的妈妈是一位老师，每天放学时她都会跟艾瑞卡的老师交流：孩子今天表现得怎么样？有没有需要我在家里协助的工作？老师每次都说孩子表现得很好。直到三周后，老师打来电话，想跟她约个时间"谈谈艾瑞卡的问题"。

当艾瑞卡的妈妈忐忑不安地来到学校后，老师郑重地告诉她："艾瑞卡无法阅读，恐怕也无法学会阅读。所以学校决定把她安置到一个特殊班级，艾瑞卡不能继续读一年级了。"

艾瑞卡的妈妈无法相信自己听到的事实：女儿才5岁半，开学刚刚三个星期，老师就已经评定她无法完成学业，没有前途，想要放弃她了！

她回到家，想自己教孩子，但艾瑞卡摇着头告诉妈妈："不行，我不会。老师说我很笨，我永远都学不会。"虽然艾瑞卡的妈妈用尽了办法，包括用冰激凌、玩具诱导女儿学习，但艾瑞卡只是会重复："不行，妈妈，老师说了我学不会。"

在度过三个不眠之夜后，艾瑞卡的妈妈带她来到了马文·科林斯老师的学校。当时，全校只有四个孩子，艾瑞卡是第五个。

上学第一天，情况没有任何变化。当马文·科林斯给艾瑞卡拿来一张数学纸，让她把自己的名字写上去时，艾瑞卡摇摇头说："我不会写。"马文·科林斯老师看着艾瑞卡："宝贝，不要说'我不会'，你可以试着换一句'我会试试'。如果你说'我会试试'，那么我会帮你一起把名字写好。"艾瑞卡抓起数学纸，把它揉成了一团扔在地上。"我爱你，孩子，我知道你能做到这件事。"马文·科林斯又拿来一张数学纸。"不行！"艾瑞卡大喊着，用铅笔在纸上戳了很多窟窿。

午饭时，艾瑞卡拿着蛋黄酱三明治，结果抹了一脸，脏兮兮的。"她疯了！"一个小朋友说。正当马文·科林斯告诉小朋友不能这样评价别人时，艾瑞卡突然抬起头对大家说："我的老师说了，我学不会！"

"孩子，把那个老师说的话都忘掉！你不是一个坏女孩，你也不是一个笨学生。"在随后的几个星期里，马文·科林斯不停地重复对艾瑞卡说这句话。

在"我不会，我做不到"的自我意象下，艾瑞卡日复一日地抗拒着马文·科林斯老师的要求。两个月后，在一堂测验课上，转机终于出现了：艾瑞卡成功地完成了马文·科林斯老师的学业测试！这让她非常自豪。

从这天起，艾瑞卡真的放下了上一个老师给自己定义的"笨，学不会"的意象，她相信了马文·科林斯老师说的话：自己不笨，可以通过努力学会阅读、算术。

对老师的逢迎，在我们踏入社会开始工作后，会迁移到对领导、专家、权威等人的关系中。在这里，我们并不关注这种逢迎是对是错，我们考察的重点是逢迎背后的不安，以及为解决不安所采取的迎合行动。在生活中，你能发现不安是如何改变你与他人的关系，如何改变你的行动的吗？试试去了解这一点。

对权威"人"的逢迎，会进一步泛化，演变为对以规则为核心的国家、社会、文化、团体等相关"概念"的顺从。

这种泛化的迎合与顺从有可能带来一个严重的问题：持续的自我伪装，以及由此产生的自我迷失。当我们的注意力时刻集中于如何伪装自己以迎合他人时，我们就会丧失发展与前进的能力，这将持续引发自我无价值、生命无意义等更强烈的折磨。在本书后面，我们会继续探讨这一主题。

② 自我妨碍

在心理服务中，很多来访者会讲述自己的故事，有时，他们会对自己身上发生的事情困惑不解。

比如一个正为职场打拼的年轻人，事业发展得蒸蒸日上，非常受领导器重。几个月前，他开始准备参加一场重要测试，一旦通过，他的人生就将翻开全新的一页。一开始，他每天很有计划地准备，但忽然有一天，他在放松的时候看了一部电视剧，不知为什么，从那天起在两个多月的时间里，他无法自拔地过上了一种疯狂追剧的生活。这种上瘾的状态，让他开始自责，因为理智上他非常清楚，追剧的行为带不来自己想要的进步。但是，在感受上，他就是无法打起精神集中注意力去学习。有时他甚至可以感觉到：自己有一种故意什么都不想思考，只想追剧的心理状态。

与这个年轻人一样，很多面临挑战的来访者，都会有类似的行为：用持续的游戏、娱乐、放纵等方式迎接即将到来的挑战。

这一切行为，究其实质，都是自我妨碍：通过提前为自己可能出现的差劲表现准备好理由，或者直接用行动（如醉酒、睡眠剥夺、减少身心资源的投入与努力等）降低自己成功的可能，从而避免糟糕的结果对自我意象的伤害——因为在这种情况下，失败将无关自我，而是有着明确的外部理由。

在练习前，很多来访者对自我妨碍的处理会趋向于两个方向：要么热衷于自我分析，开始探究自我妨碍行为背后的诱因，比如幼年的伤害、曾经的失败、自己的懒惰、内心的弱小、怕承担责任等；要么积极投身于自我压迫与自我战斗，比如说些什么"人生最大的敌人是自己，一定要战胜自己"之类的话，或者让自己更自律、更理性等。但要真正解决自我妨碍行为，这两个方向的处理都毫无意义——从长远角度，除了损耗宝贵的身心资源，持续自我否定或者埋怨他人，它们很难带来有益的改变。

有时，自我妨碍行为很隐蔽，以至于我们会将它视为励志的榜样。比如我曾经遇到一个正在读高中的来访者，她被医生标记为双相情感障碍，自己也能明显感知到情绪体验的周期性波动。有几天的时间，她会感觉自己精力充沛，无所不能。随后的几天，又会感觉自己很差，什么都做不了，什么也不想做。她的学习成绩很好，她不想因此影响学习。所以有一次，她48小时不眠不休，将老师留的一周的作业全部做完了。这种自我压迫的结果，是她的身体随即开始发烧。"但这样我也很开心啊，因为我虽然不能上学，但每天都可以让同学帮我把作业交上去。"

这个故事励志吗？可能很多人会赞美这个孩子，她自己也为自己的行为感到骄傲。但这种以损害健康为代价的"励志"，恰恰是很多心理痛苦得以持续的诱因而非解决方案。如果你也有这样的困扰，只要观察下自己的生活，很容易就能发现这一点。对于这个来访者来说，当她摆脱了思维、感受对行动的控制时，她会发现，无论生理体验是抑郁的还是激越的，她都可以尊重这些体验，并在接纳它们保护健康的同时，顺利完成必要的学习活动。

如何走出维护自我意象带来的身心伤害，在本书后面我们会继续探讨，但现在我们需要再次认识到一个事实：可能引发心理困扰的逢迎、自我妨碍等行为，都是自动化思维的结果，其背后潜藏着自我意象统一性需要所引发的内在不安感——换句话说，逢迎和自我妨碍行为只是自动化思维为了解决内在不安所采用的非适应性的解决方案，这种解决方案，不但没有实现目标，还会加大解决问题的难度。

维护自我意象的自由性

从儿时开始，自由就一直是人类发展与奋斗的目标。

养过孩子的父母都知道，在 1 岁前后，当幼儿开始学习走路时，会出现第一次对父母的违逆：从一开始不会走路时要紧紧拽住父母，逐渐过渡到可以短暂脱离父母，进而在掌握走路技能后反复拒绝父母的帮助。研究表明，一旦幼儿开始独立行走，他们和父母对抗的倾向就增加了。随着走路的开始，幼儿行动起来更有意志力、更大胆。

这是个体追逐自由的开始。但这种追逐会遭遇外界的阻击，比如照管者也会用更多的消极的情绪术语来评价幼儿，并试图阻止幼儿的这种转变。

此后，在 1 岁末左右，幼儿的自我意识进一步发展，他们会发现自己试图达到的目标经常会与他人的目标和意图相冲突。在冲突中，大多数幼儿会试图掌控自己的行动，这就是惯常所理解的幼儿的第一次逆反。

但这种冲突并非坏事，因为在冲突中幼儿的自我意识和规则感都会加速发展。

当幼儿进入 2 岁以后，一些言语表达能力强的幼儿，可能会在父母想要干预其行动时，反复强调"我自己做""我能行"；到了 3 岁左右，幼儿可能会故意跟父母对着干；到七八岁时、青春期时、成年后，他们会越来越多地违逆父母并自由行动。这些都体现了个体对自由的需要。

由于育儿经验的匮乏，很多父母会以"你还小，你不行，你会犯错"等诸多理由来继续控制孩子。但现代心理学研究已经证明，个体能力发展的最重要路径是丰富的经验。所以，当父母执意要控制或剥夺孩子尝试、体验的机会时，孩子的成长就会受到严重的阻碍，慢慢地，他们甚至开始习惯性地怀疑自己、否定自己。

1999 年，哈特等在幼儿园进行了一项关于孩子自我态度与行为表现的关系研究。该研究表明，当孩子对自我高度认可时，其行为会呈现出两点显著特征：第一，积极展示自信、好奇、主动和独立的一面，如相信自己的想法，勇于尝试新事物和迎接挑战，自信地发起活动并掌握主动权，能独立设置目标，会用积极的语言形容自己并为自己的成果感到自豪，等等；第二，具有更强的自我调整能力，比如能更好地适应变化，更能忍受挫折、面对别人对自己的批评和嘲笑。与之相反，当孩子对自我缺乏认可时，他们会表现出退缩、恐惧，容易放弃，无法有效适应变化、处理压力，等等。

更严重的是，当孩子的自我发展受到阻碍时，其心理健康将面临严重的威胁，比如青春期抑郁问题。流行病学研究显示，青少年已成为抑郁症高发人群。在我国，有数据显示，儿童、青少年中约有 37% 的人伴有不同程度的心理问题；成年抑郁症患者中有 75% 的人首次抑郁发生于青少年时期。

2005 年，法国心理学家莱·根杜发表了一项针对 424 名自残青少年的调查研究，他发现，导致青少年自残的最核心原因全部与自我有关！比如 70% 的被调查者自残是因为找不到自我；80% 的被调查者认为自己很不幸，十分沮丧；63% 的被调查者自残是因为生自己的气；63% 的被调查者感到自己孤单；64% 的被调查者感觉自己很失败……

　　在青少年咨询中，我遇到过多个深陷抑郁苦恼中的孩子。比如小常，在读初中以前，他经常被父亲指责打骂。对此他虽满腹怒气，却始终习惯于默默承受。在他几次自残后，我见到他，听他讲述自己悲伤的童年、内心对父亲的恐惧以及怨恨。

　　"我完全不能有自己的想法，在家里必须顺着他才能避免被打。他不喜欢我哭，我哭一声就要多挨几下打。慢慢地，我已经没有想法了，他让我做什么我就做什么。后来，他觉得我很听话，还为此表扬我。他不知道，面对他时我有多恐惧，我有多厌恶他靠近我，我都不知道自己活着的意义是什么。"

　　在人生成长的各个阶段，自由都意义重大。要记住，它是我们保持身体健康和心理健康所必需的部分。

　　当然，要维护自我意象不受伤害，需要的不仅是维护其正确性、统一性、自由性，还包括维护其被倾听、被关爱、被照顾等需要。在这里不做展开，下面我们将开始探讨自我意象最重要的一面——发展性。实际上，被倾听、被关爱、被照顾、要发展等都可以归结为自我的价值性。

05
生命的发展与价值

　　我们用了大量的篇幅，借助一个虚拟的人物 X，一起探讨并展现了人类生命中的三种核心需要：其一，自由、敏锐地感知世界；其二，改善身体体验，并在拥有思维能力后改善思维体验，从而满足身体对放松、平静等内在安全状态的需要；其三，在思维发展的基础上，构建并有效维护自我意象，使其免遭伤害。

　　现在，我们将要更进一步，探讨人类生命中第四种，也是最重要的一种需要——发展。在这里，我需要事先声明一点，发展与自我意象两者是密不可分的一体关系——自我意象建构是发展的产物，发展也是自我意象内在的主题。在这里我之所以要分开探讨，只是为了表述的方便。

　　我们依然以 X 为例。

　　从出生开始，X 就展现出一种本能：从弱小、一切都依赖外部支持逐渐变得强大、自由，能够拥有亲密的家庭关系、同伴关系。在面对内外挑战时，既可以通过呼唤得到外部支持，也可以独立面对。

　　这种本能，在哈特的研究中也有清晰的展现：在"观察者 I"和生活中的重要他人及环境等方面的驱动下，X 在童年中期至后期时，会越来越多地聚焦于构建并维护积极的自我意象，也就是"被观察者 Me"所体验到的"我能行"的信念。这种全新的"我能行"意象，背后体现为两类自动化的语言：一是"我有解决问题的能力"；二是"只要愿意，我就一定能战胜挑战"。

一旦"我能行"意象的建构遇挫，我们的生活就会迅速由现实世界回归思维世界：我们开始激烈的思维活动，试图在思维世界里找到问题的解决方案并解决问题。这种思维活动会导致生活中内外冲突不断涌现。比如有些家长会困惑地问我："孩子陷入心理困境后，每次提起考大学，她总是说很容易，那些考题自己一看就会。但她就是不能脚踏实地地看书学习，这究竟是为什么？"孩子的这种表现，就是遇到挫折后在思维世界对自我意象的维护。只是她不知道，这种维护反而会持续伤害"我能行"的发展意象。

其实，如果细心观察自己的生活，我们将有机会发现，在三十岁之前，我们体验到的冲突大多与发展需要有关。

一个读九年级时休学后待在家里已三年的孩子，在做过四次训练后，他的妈妈告诉我他回家后的激烈反应：他一边哭，一边用手打妈妈，说："你为什么不早点儿带我到北京？为什么现在要带我去？我现在都 17 岁了，已经比九年级学生大了这么多，即使我的心理疾病治好了，又怎么能去上学？"这个孩子此时遭遇的，就是思维唤醒的自我发展的需要与现实状态间的冲突。

一个正在读高一的孩子，虽然他能坚持按时上学，但每天的生活过得非常痛苦，无论是课间还是周末，他都没有可交流的朋友。在音乐、体育等互动课上，有同伴两两成组的互动要求，但每次他都是孤零零一个——同学们在第一次配对完成后就形成了固定组合，没人愿意跟他搭组……这种孤独驱使他向我提出这样的问题："你说人际互动是生命健康必需的，那么我能不能只通过与动物的互动来满足这种需要？"让这个孩子感到痛苦的，就是人际关系发展需要遇阻引发的冲突。

一个在高三上学期开始持续休学一年的孩子，因为近期与父母发生了频繁的冲突被带来做咨询。她讲述了自己多年来经历过的煎熬："我学习很好，所以，一旦听课的时候走神，我就开始命令自己'不要走神，要专心听讲，现在是高中了，时间很紧……'结果，我越是强迫自己上课时不要走神，学习效果就越差，然后我就越来越着急。每天还没上学，我就开始担心自己上课时走神的问题，结果上课时就真的又走神了……后来我就休学，不愿意想有关学校的事情，每天就靠着玩平板电脑，看真人秀、动漫等过日子。偶尔一想到学习，我就会特烦！"她所经历的，是自我发展需要受阻导致的冲突。

一个已婚的女性，她来找我的原因是与丈夫发生了冲突。"我知道他很爱我，他不生气的时候对我特别好，但是，一旦我们因为某些事情意见不合，他就会变得特别烦躁，也特别偏执。这时，他就想控制我……我不知道该如何解决这个问题。"这位女士所遭遇的，就是渴望亲密关系的需要与安全需要、自我意象被尊重与被保护需要间的冲突。

……

类似发展的冲突比比皆是，无数的来访者身处这种持续的痛苦中难以摆脱。在训练中，很多人会困惑地问我：为什么我一定要发展？我天天享乐，按照自己的心意想做什么就做什么，或者不想做的时候就什么都不做，这样的生活不是更好吗？

是啊，为什么发展是人类的核心需要呢？这个问题听起来很怪，但我们有必要真正搞清楚，推动我们发展的究竟是什么？是个人有意识的选择，还是其他我们不了解的力量？

发展的领域很多，不同的人可能感兴趣的领域不同，因此需要发展的专业能力会有差异。但有一个领域，是每个人都会涉及的，那就是人际互动。我们的考察，就从人际关系的驱动力开始。

人际互动是生命的渴望

我们真的需要人际关系吗？

训练中，很多来访者都曾问过我这个问题。确实，生活中我们常能见到这样的情景：

一个被同伴伤害的孩子，可能大哭着宣布：我以后再也不跟你玩了！

一些遭受过童年家庭创伤的孩子，在长大后可能会告诉别人：我不需要亲情，如果没有父母，我会过得更好、更自在。

那些长期被同伴欺凌、拒绝的孩子，会告诉他人：我做好自己就好了，不需要朋友。

曾经被爱情伤害过的男女，他们可能会说：我已经决定了，将单身进行到底。人为什么一定要用另一半来约束自己？我不明白自己以前为什么会那么蠢！

……

上述这些源自当事人"观察者 I"的表述，都意味着一个结果：人际互动给"被观察者 Me"带来了伤害性体验。因此，在"观察者 I"看来，解决这种痛苦的方案，就是让"被观察者 Me"远离社交生活，以杜绝未来可能发生的伤害。

事实真的如此吗？

要判断这个结果，我们可以先观察一个简单的事实：做出这些表述的人，他们的生活究竟是幸福的，还是痛苦的？

也许读者的观察会有所不同，但在心理服务过程中，我能见到的都是痛苦的表现。换句话说，在困境中，"观察者 I"会说远离人际交往、远离群体生活可以减少对自己的伤害，但实际上，这种远离的行动反而引发了更强烈持久的痛苦。

不管我们愿不愿意相信，这就是每时每刻都在发生的事实。

接纳承诺疗法创始人海耶斯教授曾说过："那伤害我们的，通常都是我们最在乎的！所以，远离伤害，就是在远离我们真正在乎的一切！"这种远离，就是在无意中用行动努力地进行自我伤害。

观察过生活的事实，我们再回归科学研究，看看从科学的角度，人际关系对个人究竟意味着什么。

我们已经知道，人际关系发展是生理与神经层面的需要，且社会化是自我意象发展的两大过程之一。因此，人际互动，或称群体关系需要，不是理智选择的结果，它背后蕴藏着大量的生理和神经作用机制。

甘纳尔、拉森、赫次嘉德、哈里斯、布罗德森等研究发现，如果和母亲分离的时间超过 30 分钟，婴儿的皮质醇水平就会增加。斯潘格勒和格罗斯曼对处于陌生情境下婴儿的反应进行了测量，发现分离会导致婴儿的心率有所增加——这从侧面反映了儿童内在的不安。

姆赛伊、詹纳库洛普洛斯、格罗弗、阿克莱和莫迪研究发现：儿科重症室里的早产儿在和母亲有过肌肤接触后，他们的内啡肽循环会加速（内啡肽可改善不愉快感受，增加喜悦感、幸福感）；对早产儿来说，按摩会降低皮质醇水平，并增加孩子的体重（这意味着更好的发展）。

阿卜德、卡梅伦等人发现，儿童很早就会出现以"我们"为中心的内群体偏好。达布斯研究了群体输赢活动对人类睾酮激素（一种力量激素，它意味着身体的力量、活力，以及攻击性）的影响：有利于本群体获得更多资源的胜利经验，或者看到"我们"队伍的胜利，会使睾酮水平提高；而失败的经验，或看到"我们"队伍的失败，则会使睾酮水平下降。

关于压力的一项研究发现，当人们感受到压力时，作为对压力的反应，脑垂体会释放一种压力性激素，就是我们常常听到的催产素。作为一种神经激素，它直接作用于脑部神经，可以很好地调节大脑的社交本能，促使人们与别人交往。而且，催产素让人们渴望得到朋友或家人的拥抱或接触（又被称为拥抱激素），它甚至会促使人们去主动帮助和关心那些自己在乎的人。换句话说，在压力的促使下，激素的作用会将我们推向群体生活，让我们变得更容易相信别人，更具有合作精神且更慷慨大方。

类似关于人际互动对个人生理影响的研究有很多，它们都指向了一点：良好的互动，会降低身体生理层面的压力水平，让个人获得更好的身体体验。这种体验，能彻底改善我们的行为表现。

比如针对儿童的研究已经发现，成功建立起同伴支持关系的儿童，可以更好地处理压力体验（比如被其他孩子欺负），能够完成自己无法单独完成的任务，面对挑战时体内皮质醇的水平更低，在心理任务中的表现更好，以及拥有更多积极的情绪，等等。

在生理改变之外，群体互动的脑神经机制也开始揭开面纱。

我们知道，社会群体的一个核心功能就是借助群体力量共同抵御潜在的掠夺者，因此，不管是人类还是其他动物，都会自动出现模仿他人的行为。这种模仿行为的生理基础，是镜像神经元（观察到他人实施某种行为后，这些神经元会让观察者在脑中直接反映出他人的行为）。这是婴儿自出生第一天就会经历的过程。

2007年，该研究领域的一位领先人物拉马钱德兰博士在一篇文章中提出："我把镜像神经元称为同理心神经元，因为它们消解了自我与他人之间的屏障！"

著名的沟通专家马克·古斯顿博士在实践中总结了镜像神经元和人际互动的关系：在镜像神经元作用下，我们时常镜像映照外部世界，理解别人的需求，努力赢得他人的赞许；与此同时，作为独立的人，我们也希望他人能映照我们的感受和需要。如果这种渴望得不到满足，我们就会产生一种感觉——不被接纳，不被理解，并因此陷入深深的痛楚中。

所以，人际互动的价值真的是思维可评判、可选择的领域吗？我们真的可以通过拒绝人际互动来终结潜在的伤害及相关的心理痛苦吗？这一系列生理、心理以及脑神经科学研究表明，人际互动是生命最基础的需要之一，对于人类而言，其地位与我们对食物、安全、睡眠等方面的需要一样。

不仅如此，人际关系的重要性，在心理层面也有诸多实证的研究。

比如新皮亚杰主义的研究表明，当儿童共同解决一个问题时，通过讨论比其独立工作更能增长知识。博尔顿、布伦顿、科钦德弗等人的研究都发现，没有朋友的儿童更有可能感到孤独，更容易被同伴欺负。

哈佛格兰特幸福公式研究是心理学史上持续时间最长的跟踪研究。该研究在70多年里持续追踪哈佛大学1938年的268名毕业生，结果发现：有意义的人际关系，是一个人获得幸福的核心因素，也是一个人长寿的重要标志。

拉森等人的研究发现，自五六岁开始，儿童开始花费越来越多的时间与同伴一起玩游戏，这种趋势会一直持续到青春期。比如对高中生来说，在一个典型的星期中，即使除去课堂活动的时间，他们与同伴在一起的时间也会占据整个清醒时间的 29%，而与父母和其他成年人在一起的时间仅为 13%。

通过上述大量的研究，我们可以看到一个事实：虽然"观察者 I"依据自己多年的经验累积，一直想从理智的层面给出我们对人际关系"需要 / 不需要"的判断，但人际互动的需要是生理和神经层面活动的结果，这是思维无法控制的领域。因此，无论"观察者 I"愿意或不愿意、选择或不选择，人际互动都是健康生活所必需的。

发展不是理智可选择的范畴

发展的两大核心主题，一是维护良好的人际关系，二是提升内在能力，展现自我价值。所以在人际互动之外，我们需要继续深入了解发展的需要。

为什么我们需要发展，或者说为什么我们需要提升个人能力？前面我们已经探讨过生命对安全的需要，也探讨过自我出现后对个人形象构建、维护的需要，它们都会在日常生活中营造一个自动化的大脑语言："我能行！"

这种"我能行"的信念非常重要，一旦丧失，生命就会迅速变得黯淡无光。

我的一位来访者，是位 71 岁时被确诊为抑郁症的阿姨。她的子女告诉我，母亲生病的原因有两个：一个是她内向少语，几乎没人和她说话；另一个是父亲五年前脑出血被成功救治后，虽然具有吃喝拉撒以及行动等基本生活能力，但他的智力水平却只有几岁，人也变得非常任性、黏人。几年来，阿姨一直在独自照顾老伴儿，两人每天都形影不离，所以常年的劳累让她不堪重负，也因为看不到一丝的康复希望，她常常感到绝望。大约在半年前，老人被确诊为抑郁症，并彻底丧失了劳动能力。

　　老人的子女带老人来找我，是希望我能"开导"一下她。

　　我虽然带人做心理灵活性训练，但对于这种年纪的老人是否能够练习毫无把握。抱着试试看的念头，我与老人见了一面。

　　老人的描述，与子女基本相同。她告诉我，老伴儿一刻都离不开她，但他又非常不听话，所以每天她都会跟他生气、大声说他，但他就像个孩子，一点儿变化都没有。有时候，她会忍不住想："万一哪天我不在了，看你这个样子，谁来照顾你？"

　　听着阿姨的讲述，我能感受到她的无力与无助。但为了更清晰地了解并呈现发生了什么，我开始将互动方向聚焦于她个人体验的变化上。阿姨告诉我，这半年多的时间，自己突然就什么都干不了了，浑身没劲儿，越来越没力气，每天根本坐不住，只想躺着。"你看，以前我能自己包饺子、蒸馒头，但现在，我的两只手没力气擀饺子皮，甚至连一个饺子我都捏不起来……"

　　对我来说，老人现在讲述的与讲述照顾老伴的经历是截然不同的两件事：她已经从"我能照顾他"的语言模式，转换到了自动化的"我什么都做不了"（或"我不行"）的语言模式。通常我会认为，这种自动化语言的转换是问题的关键。

"您能不能告诉我，半年前，在您突然感觉丧失力量之前，曾经发生了什么事情？"

老人的儿子插嘴介绍："之前，她一边照顾我爸，一边自己照看着家里的几亩农田。半年前，我们几个子女商量了一下，觉得这样她太累了，所以就一起做主把农田租了出去，让我妈只照顾我爸。"

瞬间，我彻底理解了老人真正的困境——子女们的"孝心"变成了真实的伤害。一方面，这种"孝"的安排在无意中剥夺了老人自我保护的环境——在农田劳动中，她的大脑可以长时间聚焦于现实挑战，从而自动远离老伴儿生病、任性等引发的无助、无望等多思问题；另一方面，这种"孝"也在无意中剥夺了老人"我能行"信念的源泉——劳动是老人自我价值感（即"我能行"信念）真正的源泉。

这两种剥夺，导致老人陷入了一个会持续受挫的环境：她的大脑会一刻不停地思考自己和老伴儿的未来，她的注意力会持续聚焦于老伴儿任性、失能的表现，会时刻感受自己在照顾老伴儿的过程中体验到的挫折、愤怒、无力、绝望……

要知道，没人能持续生活于喷涌着"我不行"信念的环境中。

"有时我就在想，怎么我一上 70 岁，说不行就不行了？什么都干不好，我不就是个废人吗？本来孩子们的爸爸就够孩子们忙活了，现在我也这样，这不是给孩子们添累赘吗？"老人诉说着自己的担忧，越说越无助，眼角开始泛起泪光。

我已经明白了真相，所以我开始向她，向她的儿子、女儿呈现她身上究竟发生了什么，呈现"我不行"的信念是如何开始出现，并如何一步步伤害她的。在这些真相的基础上，老人走出困境的行动方案我也做了清晰的展示。很快，老人的眼里有了光亮："你是说我还能包饺子、蒸馒头？"

"如果您从今天开始动起来，地里的活儿干到 80 岁都不成问题！"对我来说，这句很少用的安慰性的话，此时我很愿意说出来。

生活中，类似"好心办坏事"的情况比比皆是。为什么会这样？原因很简单："我能行"的信念，无论对老人还是孩子，都是不可或缺的，它是生命的需要，而非"观察者 I"的理智可选择的领域。

在发展的问题上，我想谈论的最后一点内容是好奇。

与人际互动、内在成长、自我价值实现等方面相比，好奇虽然不是发展的核心主题，但它是一切发展的基石。没有好奇，我们的注意力将不能定向集中，因此不可能有任何学习能力，也无法实现任何个人价值。所以，要了解为什么人类需要发展，我们也需要了解人类为什么会好奇。

人类行为的一个核心的自动化反应机制，是"刺激—行动—回馈"的奖惩循环。负责这一循环的是身体的奖赏反馈，其主要的神经传导物质是多巴胺。当我们体验新奇刺激，比如经历新事件、品尝新美食、观看新电影时，多巴胺释放会加速，会让人产生非常兴奋的感觉，还会让人想要更多的体验。

但是，多巴胺工作的特点，是刺激的新奇性。比如美食，如果一再吃同一种美食，多巴胺释放量会越来越低，最后会和平常无异。所以，好奇也不是"观察者 I"理智选择的结果。

关于发展的研究和案例还有很多，我无法一一列举。这些研究或案例也许并不完美，也许会有更多新的研究将它们的结论推翻，也许它们无法解答人类所有的问题，但它们却呈现了一个清晰的事实：发展，无论是朝向个人的独立与自由，还是朝向人际领域的亲密关系、同伴关系、爱情关系，又或者是朝向专业领域的知识学习与技能提升，再或者是朝向心理领域的情绪管理水平、思维处理水平、注意力灵活性等，都不是理智可自由选择的范畴，它们是生命自然运动的结果。

既然如此，所有试图用理智处理发展挫折的努力，诸如"对自己要求低一些""不要在乎这一切""没有朋友无所谓，这样就没人可以伤害我"等自我劝解、自我安慰、自我压迫式的语言，都是有害无益的——这是确凿无疑的事实。只要知道了这个事实，我们就有机会终结错误的痛苦处理行为。

当然，要有效终结一切心理层面的痛苦，我们还需要了解更多关于心理痛苦的真相。这很难。但现在我们已经迈出了至关重要的第一步——了解了自己，也因此了解了心理痛苦背后的动机因素。接下来，我将带大家迈出第二步：观察自己的生活，进而理解心理痛苦的模式。

Part 2

了解痛苦

"心里难"背后的统一模式

01
心理痛苦的六种真相

《论语》中，子贡向孔子请教如何成为君子。

孔子教导子贡说，先按照自己想指导、教育别人的做法亲身去实践，如果自己做到了，再将它告诉其他人。

对我来说，孔子的教导是一种警醒。在终结一切心理痛苦的道路上，我是否存在言过其实之处？我是否在误导那些信任我的来访者？我带他们踏上的这条路，真的能彻底终结一切心理痛苦吗？或者这只是建立在个人无知与自大之上的一条新的伤害之路？

很多来访者，也曾为此疑惑地问我：

"于老师，我想再咨询您一下！我看群里多数人患有抑郁症，但我的孩子是坐不住、没朋友、冲动、情绪化……这些表现和抑郁症是相反的吧？一起做训练会不会效果差一点？还是说您的练习方案是通用的？"

"于老师，我被确诊为抑郁症后，吃药治疗已经15年了，去年又有医生诊断说我是双相抑郁。这么多年来，我一直想摆脱困境却又无力摆脱，你确定你的心理灵活性练习真的会对我有帮助吗？我真的不想再经历失败与绝望了。"

"于老师，我不明白，为什么你说焦虑、冲动、愤怒、孤独、绝望、悲伤等问题的处理方法是一样的？它们彼此不是完全不同的表现吗？为什么你认为只要学会处理一个问题，就有能力处理所有的问题？"

......

面对这些问题，这几年来我也在反复观察自己的生活，与此同时，我也在一对一的咨询和一对多的训练中反复观察来访者的生活，最终我确信：我所倡导的终结一切心理痛苦的行动，并非我个人思维的产物，它们建立于对心理世界运作清晰的理解之上。

比如谈到痛苦的根源，每一个来访者都认为自己的苦难是独特、与众不同的，因此他们都认为有针对性的指导和解决方案才会有用。但在本书中，你会看到，包括我个人、每个来访者或者全世界所有人的心理痛苦，无论其被定义为什么，无论其外在表现有多么的千差万别，其内在的模式，包括根源，发生、发展的过程以及最终的结果，都是完全相同的。

正因为模式相同，我用来处理自己内在冲突与困扰的行动，也可以被任何人用于处理他们所遭遇的心理困境，只是要真正做好这一点并不容易。

因为我在面对心理痛苦时的行动，并非一套可简单复制的固定方案，它建立在两种全新的能力之上：一是清晰地了解心理痛苦的起源和发生、发展的过程；二是在此基础上及时终结那些会延续、制造或强化心理痛苦的行动。换句话说，这一行动方案并非建立在"如何做才正确"的理智之上，而是建立在"认识、识别，并在觉察后第一时间停止那些伤害性行动"的领悟、警觉和有效行动的智慧之上。

说到这里，我得承认自己语言的贫乏。我刚刚使用的"停止那些伤害性行动"的话，很容易被理解为理智层面的要求，然后又变成另一种语言的游戏。它真正的含义，我再强调一遍，是"识别行动中的陷阱，并自然远离这些会给我们的生活带来危险、伤害的行动，就像我们会识别进而本能地远离毒蛇、烈火、快速行驶的汽车等危险源一样"，而这与理智层面要求或压迫式的处理毫无相似之处。

在我看来，这是一种全新的、真正能终结一切心理痛苦的行动模式，因此，我希望每个正挣扎于痛苦中的来访者，都有机会将它应用于自己的生活。

现在，继第一部分一起了解了自己、洞察了生命的动机之后，我们将踏上此次旅程的第二阶段：了解心理痛苦的六大核心真相，看清其内在的模式和机制，即其诞生、发展以及消亡的完整过程和运作规律。一旦真正看清这一点，已困扰人类数千年的"如何终结心理痛苦"的行动，自然就昭然若揭！

第一个核心真相：我们没有行动的自由

要想完成第二段旅程，我们就会面临第一个难关：我们真的拥有自由观察、自由思考、自由行动的能力吗？如果没有这种能力，我们就无法开启这趟旅程，因为无法自由地观察、思考、行动，就意味着无力倾听，也意味着可能会对事实视而不见。因此，我们就不具备深入探索的能力。所以，第二段旅程的第一站，就是回答一个问题：我们是否真的是自由的？

在第一部分，我们曾讲到人类对感知、安全、自我以及发展的需要。这些需要的满足，离不开个体身体体验、思维体验、资源与行动三个领域的自由。

但身体体验的自由，从来都不存在——想一想我们对不愉快感受的态度，我们只想要"好的"感受，而无法容忍自己持续体验沮丧、愤怒、悲伤、无力、孤独、自责、绝望等"不好"的感受。

思维体验的自由，同样并不存在，这表现为两点：一是我们的思维建立于特定文化之上，因此会受到文化的制约。比如在国际政治中有两组流行却彼此对立的词汇——和而不同、和平共处，与修昔底德陷阱（此说法源自古希腊著名历史学家修昔底德，他认为，当一个崛起的大国与既有的统治霸主竞争时，双方面临的危险多数以战争告终）、大国冲突。这两组词汇就源于不同的文化场景，所以在文化差异中，思维的自由并不存在。二是与身体体验一样，我们的思维终究会受到喜好的制约。比如我们都喜欢"我很棒""我很优秀"等有利于自我形象的念头，而讨厌甚至拒绝"我真没用""我毫无价值"等会伤害自我形象的念头。

资源的自由，尤其是身心资源的自由，从来都是不可能的，这很容易理解，毕竟我们都只是活生生的人，受身体能量补充、消耗机制的影响。而行动的自由，依托于感受、思维和资源的自由。所以，当它们都处于受限的状态时，行动的自由便不可能存在。

这就意味着，我们一直追求的"自由"，只不过是一个虚幻的概念。实际上，我们的行动一直都在先天遗传的天性，以及后天习得的知识、经验、模式等方面的控制之下。面对挑战，我们能做的只是受限的反应，而非自由的行动。

以上是痛苦中我们要了解的第一个核心真相：我们没有行动的自由。

第二个核心真相：在糟糕的感受中，我们没有有效行动和表现的能力

我们知道，生活是鲜活的。每时每刻，我们都会面临众多不同的内外刺激。

而人的天性之一，是在遭遇问题后快速解决问题，所以，这些刺激势必会引发种种自动化反应。

但因为没有行动的自由，这些反应会更多趋向于追逐快乐、远离痛苦。所以，我们会采用诸如躲开、忽视、否认、压制、战斗、屈服等模式来面对挑战。

遗憾的是，在心理层面，所有诸如此类的反应模式都是暂时有效的。在长周期内，它们不仅无法解决问题，反而会加剧问题，造成新的无序与混乱。在持续的无序与混乱中，我们宝贵的身心资源会被进一步浪费。而身心资源是面对并处理一切挑战的基础，如果资源匮乏，处理挑战的能力就会越来越差。

这就是痛苦中我们要了解的第二个核心真相：在糟糕的感受中，我们没有有效行动和表现的能力，只是在被动做出无序的反应。这种反应会进一步制造新的混乱与冲突，进一步降低自己面对挑战的能力。

了解这一点非常重要。摆脱困境是人类的本能，在遭遇挑战时，我们习惯于第一时间行动。但只要观察一下自己的生活，我们就会发现，在心理冲突中，这种行动往往只会带来更差的结局。所以，一旦我们真正从自己的生活中看清这一真相，自然就会明白：心理困境中，我们要做的第一件事不是行动，或者更努力地行动，而是停止所有基于本能的、混乱的、自动反应式的行为。如果没有这种停止，我们的生活就很难出现改变的契机。

第三个核心真相：每个人的行为，都面临着多种需要的牵引

无序的反应为什么会强化混乱？只要观察自己的生活，我们就很容易发现，我们的反应会带来不同需要间持续的冲突。比如不安，它很容易转变我们的注意力，让我们退守基本的安全底线。于是，在混乱中，我们的行动会偏离自己期待的方向，开始用行动控制自己、控制他人，甚至控制环境——在对安全的追逐中，其他诸如身体体验、同伴互动、自我发展、人生成就等更多的需要被抛诸脑后，因此，生命不同需要间的冲突就难以避免。

这就是痛苦中我们要了解的第三个核心真相：每个人的行为，都面临着多种需要的牵引。而这些内在需要的失衡，会使我们丧失生活的能力，感受不到生活的真正意义。

第四个核心真相：一切痛苦，皆源于注意力的转移

追逐有意义的生活，是种行动能力。

当这种行动能力逐渐丧失时，势必会造成一种局面：我们开始从现实世界的行动（"被观察者 Me"的经验）遁入思维世界的思考（"观察者 I"的分析、评判与选择）。在"观察者 I"的驱动下，我们试图用永无穷尽的虚拟、假设、分析、判断、选择、决策等思维过程来解决现实的心理困扰。

但一切心理痛苦的根源，恰恰根植于此：注意力脱离现实层面的行动进入了思维层面的"思考"。

换句话说，如果我们能用行动生活于现实世界，生活于此时此刻，那么一切心理痛苦都将不复存在。

这就是痛苦中我们要了解的第四个核心真相：一切痛苦，皆源于注意力从现实世界进入了思维世界。

第五个核心真相：思维，是制造分裂的诱因，而非解决问题的方案

实际上，当我们真的看清这一真相时，解决一切心理痛苦的行动已经被清晰地呈现了出来。只是数千年来人类已经习惯了用思维来解决问题，包括应对心理世界的挑战。所以，我们有必要进一步呈现思维的本质。

思维是经验的产物。我们一切分析、判断、选择、决策的行为，都依赖于过往的经验，受制于我们生活的区域、文化以及国家。当我们选择认同一种观念或一种价值观时，对其他的观念、价值观就很容易采取防御、战斗等姿态。这种观念、价值观的分裂，不会保护我们远离痛苦，反而会成为我们持续痛苦的诱因。

这是痛苦中我们要了解的第五个核心真相：基于以往的经验、特定文化的思维，是制造分裂的诱因，而非解决问题的方案。所以，任何时候当我们试图用分析、判断、选择、决策等行动来处理心理痛苦时，都会引发更多的痛苦。

第六个核心真相：每个人的心理痛苦，都能通过一种行动一次性全部解决

与现实世界不同，在心理世界，思维是一切困境的核心而非解决问题的方案。

当我们真的了解了前五种真相之后，我们才会有机会越过心理痛苦千变万化的外在表现，触及人类痛苦的实质：痛苦是模式的产物，有固定的发生、发展、消失的机制。因此，对心理痛苦最有效的处理方法，不是处理表象，而是干预背后的机制。

这就是心理痛苦的第六个核心真相，也是最重要的真相：每个人的心理痛苦，无论它的标签是沮丧、愤怒、悲伤、孤独、不安、无力等哪一个词汇，都基于同一个心理过程，因此能通过一种行动一次性全部解决。

以上就是心理痛苦的六种真相，它们共同组成了心理痛苦循环往复的特定模式。一旦我们真正了解了它们，自然就会找到当下行动的方向。这种清晰却不会造成冲突的行动，是彻底终结一切心理痛苦的必由之路。

02
自由是个伪概念，我们没有行动的自由

自由是人类的核心需要之一。

在心理灵活性训练中，一旦来访者感受到了被倾听、被接纳，与我建立了信任关系后，我就会迅速带他们踏上对心理痛苦真相的探求之旅：观察自己真实的生命状态。

这种观察通常会借助两个核心问题：第一个是"你期待过什么样的生活"；第二个是"你是否拥有追逐自己想要的生活的自由"。

我发现，一旦来访者自己搞清楚了这两个问题，其行动很快就会出现根本性改变。所以，在探求心理痛苦真相的第二部分，我们依然从自由谈起。

对大多数人来说，自由是不言而喻的：我可以选择自己想要的生活，也可以反对自己不想要的生活，所以我是自由的。

但事实真的是如此吗？

我们从一个流传千年的故事谈起。

与大多数读书人一样，宋朝的文豪苏东坡也一直在追逐心性的自由。这一天，他觉得自己心有所悟，真的获得了这种自由，于是马上据自己的心得做了一首诗："稽首天中天，毫光照大千。八风吹不

动，端坐紫金莲。"然后，他很得意地派仆人乘船过江，将这首诗送给自己的好友——当时知名的禅师佛印品鉴，期待能得到他的认可。

把诗送走后，苏东坡在家里翘首以盼，等待着仆人能早点儿带回佛印的赞赏。

结果，出乎他的意料，佛印在看到这首诗后一句话都没说，只是提笔在上面批了两个斗大的字："放屁！"于是，苏东坡满怀的期待和喜悦，瞬间化成了挫折以及强烈的愤怒。他迅速整衣出门，乘船渡江，要亲自上门对佛印兴师问罪。

面对气势汹汹而来的苏东坡，佛印只问了一句："你不是已经领悟了'八风吹不动'的境界吗？怎么被一个'屁'字就打过江来了？"

苏东坡这才猛然醒悟：我的自由，原来只是嘴上自由，而非真正的行动自由！

苏东坡之所以是在心性领域有所领悟的"大家"，是因为他的心依然保持着柔软、灵活、敏感等特性。在他人提醒后，哪怕这种提醒会让自己感觉到痛，但他依然能借此清楚地觉察到自己行动上的局限。事实上，虽然自由一直是人类的核心渴望与追求，但几千年来，"八风吹不动"的故事，一直在我们每个人身上不断地重演。可惜的是，我们大多数人只会嘲笑苏东坡，却对自己的困境一无所知。

与感受较量，我们没有行动的自由

在第一部分，我们探讨过感受的价值，了解了它是我们认识世界、保护自我，并构建生命鲜活意义的有效工具。在此基础上，我们又探讨了自我构建的过程：负责分析、评判、抉择的"观察者 I"

和负责每时每刻体验、觉察的"被观察者 Me"之间的分裂与成熟。这种分裂，导致感受从一种自然体验的过程变成了一种被评判、被选择、被限制的过程。

这种评判与选择，引发了以思维为特征的"自我"，和以现实为特征的"感受"间持续一生的较量，因此感受开始拥有掌控我们生命的权力。

感受的角色：生活的"保护者"而非"威胁者"

"观察者 I"不是凭空诞生的，它依托于经验的结果，其背后蕴藏着千百年来人类文化的传承。其中最重要的传承之一，是身心二元论，即身体和理智是截然分开的，理智可以独立于身体而存在，也可以要求身体服从理智的要求。在二元论中，情绪被斥责为干扰理性决策的杂音，是需要被控制的对象。因此，做"理智人"而非"感受人"，就成为其核心信念之一。

这一核心信念表现在行动中，就是对理智行为的褒奖和对情绪化行为的贬低。比如我们常能在各种场合听到这样来自我或他人的提醒：

"不要感情用事！"

"我已经长大了，不能那么孩子气，要有理智！"

"我能控制住自己！"

在心理服务中，也有很多来访者的亲人会这样问我：

"女儿每天晚上都会跟我说第二天准备怎么做，但一眨眼，她就把自己说过的话全都忘了：赖在床上不起来，说自己难受，不能出门，不能做事……她什么都懂，为什么就是做不到？难道这不是'作'或者'无能'吗？"

"我们一点希望都看不到，现在什么事情都顺着她，就怕她心情不好。她嘴上说没什么不满意的，但一扭头就开始说活着没意思。我们到底要怎么做才能帮到她？"

这些提醒或困惑都源于一种自动化假设："我们是理性的人，任何时候都应该可以控制感受，按理智要求来行动。"

但是，心理学研究和对自己生活的观察告诉我：这一假设是不成立的。

著名的脑神经科学家达马西奥博士，讲述了自己一个腹侧额叶损伤（这种损伤会影响情绪感知能力，但不影响理性的分析、判断能力）患者的经历。

这名患者是开车来医院的，路面被冰雪覆盖，很滑。在路上，他看到前面有一个妇女驾驶的汽车在通过一段冰雪覆盖的路面时打滑，很明显她猛踩了刹车，结果车子径直栽进了路边沟渠中。当他随后开上这段路面时，丝毫没受前面事故的影响，冷静沉稳地开了过去。讲述这段惊险故事时，他的情绪依然是平静而沉稳的。然后，为了确定下次见面时间，达马西奥博士为他提供了两个可选的日期，让他自由选择。结果在接下来的半小时里，这位患者不厌其烦地列举了选或不选某个日期的理由。诸如已经有安排，和其他的安排冲突，可能的天气状况等，基本上所有可能的原因他都列举了一遍，就像他曾经冷静地叙述在冰雪覆盖的路面上开车一样。但与他冷静、长时间的无用的比较行为相伴随的，是他始终无法做出决策。最终，达马西奥博士丧失了耐心，直接帮他做出了决定：你在第二个日期来。结果，患者的反应同样冷静而迅速：结束了分析与比较活动，同意达马西奥博士的决定，然后起身离开。

这个故事中脑损伤患者的行为，我在很多来访者身上都可以观察到（虽然他们的问题并非源于脑损伤）：在感知能力受损后，任何微小的决策都会让他们彷徨不定。

所以，综合第一部分谈及的感知对生命的价值，结合观察日常的生活，我们可以确认：感知世界、感知自己和体验情绪的能力，绝不是什么理智的杂音，它们一直在保护而非威胁我们的生活。

感受的机制：身心一体，协作配合

感受是一个生理过程，这很容易理解。

神经生物科学、心理科学以及医学科学的进步，让我们越来越多地了解到诸多感受背后的生理变化过程及其变化原因。

比如当遭遇紧急状况时，我们会体验到心跳加速、血压上升、瞳孔放大、紧张出汗等反应，其背后的机制是去甲肾上腺素的快速释放，其目的则是积蓄力量以便于更好地应对挑战。

当我们从某些活动中体验到快乐，变得兴奋，并且非常强烈地渴望"再来一次"时，其背后的机制是大脑多巴胺的释放，其目的是让美好的体验存留更久或重新体验一次甚至更多次。这就是有名的"刺激—行为—反馈"循环，也是人类追逐短时刺激而非长远价值的核心驱动力来源。幸运的是，不仅短时刺激可以带来多巴胺的释放，大量研究证实，当我们有效控制冲动去追逐生命的长远价值时，这种行为同样可以激活多巴胺，从而带来愉悦、幸福的感受。

当我们身心俱疲时，负责注意、自控以及分析、判断的大脑前额叶活性会下降，而大脑底部附近腹侧被盖区则变得活跃——它关系到欲望、动机、专注和渴望等过程，因此，我们会更容易寻求能得到及时回馈的短时刺激。

所以，在进化作用影响下，我们感受的变化都会具有适应性功能，同时伴随着某些不可控的生理变化。

但与感受的适应性功能相比，不可控的生理过程更容易被人类关注。实际上，确实有很多实证研究证明了感受不可控的一面，比如杏仁核对于情绪的刺激完全是无意识反应，我们的大脑会自动扫描并关注威胁信息，比如愤怒的面孔、悲伤的词汇、沮丧的语调等。但是，随着这一理念被很多困境中的来访者接受，它们开始被过度放大，从而造成了一个普遍的误解：情绪完全是没有理由的生理过程。

这种理解会在控制感受的反应之外带来另一种反应模式：我对自己的感受无能为力，只能被动承受。

比如很多人喜欢一个这样的比喻：对抑郁或双相患者来说，他们的头上始终有一片乌云，当乌云笼罩自己时，痛苦会迅速涌现；而当乌云散去时，痛苦又瞬间消失，整个人会变得开心快乐。这种比喻背后的假设，即情绪完全是自动化的、不可控的生理过程的产物。

基于这种认识，很多来访者会对他人或自己的某些情绪变化感到不解甚至莫名其妙。比如在春节全家欢聚时，或与朋友快乐互动时，为什么会突然陷入悲伤？在看到一对恋人彼此甜蜜地喂食时，为什么会突然感到委屈以至于愤怒？在看到别人母子间亲密互动时为什么会感到内心烦躁？

类似的误解，很容易引发来访者"我很怪／我有病"的孤独感，甚至将来访者推向无力和绝望：我的感受，是自己无法控制的生理过程，除了依靠药物，我无法有效地处理它们。

这种误解，可以降低个人对自己生活的责任，让个人的感受更好一些；但与此同时，也会剥夺个人改变自己生活的能力。因此，在心理服务过程中，我会带来访者观察并领悟感受背后的交互机制，带他们看到一个全新的真相：感受既是不可控的生理过程（这完全不受"观察者 I"的控制，因此，一切理智层面想要控制感受的努力，都将是徒劳且有害的），又是思维和行动可影响的过程（神经生物学研究已经发现，自主神经系统并非真正自主，它与脑功能的情绪和激素因素相互作用，因此，思维的变化与身体的运动，都可以影响内在的感受）。

在《神经生物学》中，认知神经科学教授约翰·尼科尔斯在谈论痛苦感受时明确指出：虽然伤害刺激能激活特定神经通路，但疼痛的主观体验比这一通路的活动所产生的单纯感知要复杂得多，因此，一个人的心理状态（包括对疼痛感减轻或加剧的预期）确实会改变痛苦的程度：有时，我们会忽略明显的身体损伤引发的痛苦感受；而有时，即使伤害感受器没有任何异常活动，我们也可能感受到剧烈的疼痛。

要想更好地理解思维与行动对感受的主动影响，我们可以简单参考两方面的资料。

首先，我们一起看看思维对感受的影响。

这要从儿童情绪解读能力发展过程谈起。在传统观念中，儿童是以自我为中心的。但雷帕奇奥里和戈普尼克的研究表明，18 个月大的婴儿，已经可以理解他人的期望。

Tips

婴儿对他人期望的理解研究

研究人员分别给 14 个月大和 18 个月大的婴儿呈现两种小吃：孩子喜欢吃的金鱼饼干和不喜欢吃的花椰菜。然后，成人品尝每一种小吃，对其中一种小吃做微笑表情，并发出认可的声调；对另一种小吃皱眉，并发出难受不适的声调。然后，成人伸手并说："我还想要，你能再给我些吗？"18个月大的婴儿，会根据成人的偏好给予他期望的食物；而14个月大的婴儿，则一致性地给予成人更多的金鱼饼干。这说明，到18个月大时，婴儿已经理解了个人期望和情绪间的关系。

他们进一步的研究显示，2岁半时，幼儿能够更好地理解情绪和期待间的关系：当人们得到或者看到自己想要的东西时就会高兴，而当要求被拒绝时就不开心。

赛尔曼和班纳吉的研究显示，到了3岁，幼儿的这种能力会进一步增长，开始理解与某事件的信念和期望相联系的情感，比如，他们可以理解游客在农场看到一头长颈鹿时惊讶的表情。

拉嘉图塔和威尔曼等人的研究则表明，到了5岁，幼儿可以理解为什么一个人看到一只猫时会感到伤心，因为这只猫让她想起了自己丢失的宠物。

所以，从儿童时期开始，我们就已经了解了思维对感受形成的巨大作用。只是在成长的过程中，因为无力承担过多的责任，我们才选择性地抛弃了这种理解，更多地将感受形容为不可控的生理过程。实际上，我们一直都是感受的创造者而非被动接受者。

在儿童研究之外，还有更多研究涉及感受与思维的关系。哈佛大学一项电击实验发现：虽然电击强度相同，但是认为对方故意电击自己的被试，会感受到一次比一次强烈的疼痛；而认为对方只是无意行为的被试，对电击伤害的感受会一次比一次降低。还有研究者发现，只要想到要参加体育运动，就会增加被试交感神经的活动。在一项研究中，博罗发现，仅仅使用安慰剂治疗（即不使用药物或其他功能性治疗方案），就可以有效减轻手术后的痛觉体验。纳莫和汉德沃克对慢性疼痛的研究表明，即使皮肤伤害感受器没有任何异常活动存在，患者依然能感受到巨大的痛苦。

由于脑成像技术的使用，科学家们也在一点点揭开大脑活动的面纱。一项针对葡萄酒品尝的脑成像研究显示，当品酒者认为自己品尝的葡萄酒非常廉价时，品酒体验几乎无法唤醒大脑活动的改变；而一旦他们认为自己品尝到的是昂贵的美酒，那么他们喝到葡萄酒时，大脑内负责快乐回馈的脑区就像被点亮的灯泡，会迅速变得活跃起来。

类似感受与思维关系的研究非常多，所有结论都呈现了一个被误解的真相：感受，从来不是纯粹、不可控的生理过程，我们的思维预测机制，不仅是感受的重要来源，也能影响感受背后的生理过程。

其次，我们再来看看行动（包含身体姿势、意识活动、运动等方面）对感受的影响。

研究发现，自主神经系统的活动与随意运动密切相关：运动引起适量的血液分配到肌肉并刺激汗腺；从卧位转为站立的动作需要血液循环调整以维持进入大脑的血流量；摄取食物使血液回流入胃和肠……所有这些活动，都会改变我们大脑感知到的内感受，因此我们的感觉体验也会发生相应的变化。

这里，我们一起看一项简单的研究——身体姿势变化对感受的影响。

我们知道，感受不同，身体姿势也会有所不同。当一个足球运动员在国际赛场上踢进至关重要的一球时，看一看他的身体语言；

然后想一想自己在人生美好时刻的身体姿势，两者有什么共同之处？这就是"有力量"的身体语言——我们会扩展、放大自己的身体。再想一想我们痛苦时的身体姿势，看看别人失败、痛苦时的姿势，有什么共同之处？这就是"无力量"的身体语言——我们的身体会倒下、收缩。

在一项研究中，研究人员将被试带进实验室，先取出唾液样本，然后让这些人维持有力或无力的姿势两分钟，再第二次取出唾液样本。

结果发现，仅仅两分钟时间，那些维持有力身体姿势的被试，睾酮（力量素）含量会提高 20%，可的松（压力素）含量会下降 25%；而维持无力身体姿势的被试，睾酮含量会下降 10%，可的松含量则会上升 15%。

在随意运动之外，感受同样会受到意识活动模式的影响。

在一项研究中，科学家给被试观察不同情绪的面部表情图片，然后利用功能性磁共振成像仪观察其大脑活动，结果发现，不同的情绪图片会成功激活被试大脑杏仁核活动——这说明被试出现了情绪波动。但是，如果研究人员要求被试在观看图片时用语言说出其情绪状态，那么被试杏仁核活动会减弱，而腹外侧前额叶皮层则会被激活。这说明，简单地识别并表达自己的情绪，就可以成功削弱此时此刻的情感强度。

关于感受"身心一体"的研究还有很多，我无法一一列举，在未来的科研中，可能还会有更多的关联呈现出来。但是，了解更多的细节并非解决问题的关键。在这里，我们只需要知晓所有这些研究共同支撑起的一个全新真相：感受，是我们适应世界的工具。它的源起和改变，既包含了不可控的生理过程，也包含了主动的思维与行动过程。前者，是身体层面正在经历的客观现实，这是"观察者 I"不可控的领域，我们能做的只是如实地体验，而任何对现实体验的觉察，都会改变体验本身。后者，则是"观察者 I"可施加影响的领域——任何时候，只要我们如实地觉察思维的活动，或者调整思维活动模式，或者调整身体姿态与运动，都可以主动创造全新的感受。

可惜，在生命的成长中，如果没有得到有效的指导，"观察者 I"就很难了解这一真相。出于无知的本能，它很容易习惯性地陷入想要"控制一切感受"或"只能被动承受一切感受"这两种有问题的反应模式中。

在这种被动反应而非有效行动模式下，生命的苦难只会接连不断地出现。

自我的分裂：感受从生命"保护者"变身"控制者"

我们第一部分已经提过，在生命之初，自我出现之前，个体与感受一直是和谐共生的关系——感受感知身体内外信号的变化，寻找其中的威胁并传递信息，从而呼唤有效的支持以迅速摆脱威胁。

但是，随着经验的累积，"观察者 I"开始出现并成熟。此后，对于很多人来说，不愉快的感受从"有益信息的传递者"被标记为新的"麻烦的制造者"。于是，"观察者 I"的注意力便从本来应该面对并解决的问题转移到了感受本身。

这种转变，起始于人际互动，完成于自我内化。其带来的结果，是个人对自己持续的拒绝："观察者 I"开始选择"被观察者 Me"的体验，想要更多"好的"体验，同时尽可能回避"差的"体验。

在这种"想要"与"不想要"中，生活开始偏离航向了：从追逐长远的真正想要的生活，转向回避短期的不想要的体验或者追逐短期的想要的体验。

比如小昭。

她是一位正在读高二的来访者，已在当地省城医院被确诊为重度抑郁症和中度焦虑症，需要常年住院服药治疗。但几年来，她最大的问题，依然是情绪失控。比如有时候正在写作业，她突然就会开始哭；有时正在考试，她会莫名其妙地哭，而且一哭就会哭很久。

她告诉我，有一次自己控制不住地哭了两个多小时，以至于要多次用刀划破胳膊才能恢复平静。

在小昭身上究竟发生了什么？是她不想有效处理自己的感受吗？显然不是。在平静时，她也会在网上劝身边的抑郁症患者："世界很美好，一定要好好地……"但实际上，她曾经告诉我，她自己都不相信甚至厌恶这些话。

与很多人一样，在理智与感受的较量中，小昭希望唤醒理智，但显然，她的理智无法阻挡感受的力量。

为什么会这样？只因为她是未成年人，理智脑没有发育成熟，或者是她不够努力、不够好吗？显然也不是。

再比如阿玉。

我第一次见到阿玉时，她穿着一身黑衣，用连衣帽紧紧地遮住脑袋，眼睛盯着手机。我能看到的，几乎只有一张嘴。

对于她来说，最大的痛苦在于人际互动。

"我学习成绩很好，就是不知道该如何与人交朋友。一看到男孩靠近我，就很紧张。然后我努力地想要控制自己，让自己放松，结果说话却变得磕磕巴巴的。有一次，我无意中在镜子里看到了自己的表情，感觉都扭曲了……这太丢人了。"

在紧张中，阿玉选择了远离痛苦：她休学了。

在日常生活中，很多来访者会遭遇与小昭或阿玉相似的情况，有些场景会让她们感到不舒服，这是对自我能力不足及需要改进的提醒。但是，他们不想要这些不愉快的感受，所以他们放弃了解决问题的行动，转而努力地去控制感受、去征服感受。结果，被征服的不是自己的感受，而是原本充满希望、拥有无限可能的生活。

与此相对应的，是另外一种观点：顺从身体的感受。在心理灵活性训练中，很多来访者会这样讲述"早晨起不来，感觉很累，我就躺在床上不起来"，或者"我特别生气的时候，如果不扔东西，就无法把它发泄出来"……这种对感受的顺从，同样意味着一件事：让感受掌控了自己的生活。

所以，无论是观察他人，还是观察自己，我们都可以清晰地看到一个事实："控制感受"或者"顺从感受"，都等于"被感受控制"。此时，感受已经从保护生命的有效工具异变成了主宰生命的主人。

在日常生活中，这样的案例比比皆是。那些有酒精依赖、药物依赖、手机或游戏依赖等问题的来访者，那些无法面对挫折、拒绝一切不愉快体验的来访者，在某种程度上全都是被感受征服了的"奴隶"。

重建协作关系，终结感受对生命的控制

很多人以为，终结感受对自己的控制，是一种通过意志努力就可以得到的结果。一旦自己收获了这种结果，生命就将从此充满喜乐。

这是对生命运动的误解。

我们说过，"观察者 I"和"被观察者 Me"的分裂，是发展的结果，也是不可逆的过程，它会贯穿生命的全程。因此，在生命的长河中，任何人每时每刻都可能会受到感受的驱动，并暂时变成感受的奴隶。这是生命的常态，绝不是什么"我不行"或"我差劲"的耻辱。

比如我自己。

作为一名心理健康建设的指导者，以及多年生活的冥想技术的练习者，也掌握了多种心理技巧，我自认为可以洞察一切心理痛苦的本源，可以快速处理任何心理痛苦。但这真的足以让我每时每刻都摆脱感受的控制吗？

答案当然也是否定的。在本书的开篇，我分享过一段自己的生活。在这里，我再分享一个一年多以前的故事。

在陪伴孩子的过程中，我养成了每晚睡前为他们读半小时书的习惯。让我感觉受挫的是，这种习惯虽然让女儿迷上了阅读，但对儿子却毫无帮助。虽然他已经是六年级的小学生，但每晚除了固定地要求我读书，他自己从不主动看书。即使我明确提出要求，他也不愿意多看一眼课外书籍。

这种情况让我感到很沮丧。

有一天，当儿子又一次玩过大半天却拒绝自己读书时，我迅速变成了焦虑、无力、愤怒等情绪的俘虏。幸运的是，在情绪爆发前，我及时走出了家门。踯躅在小区外的马路上，大脑里闪过了多年来与儿子在读书方面互动的很多细节，我想象着种种会对儿子说的"狠话"，想象着如何能强迫他、控制他，进而改变他不爱读书的习惯。

这个过程持续了将近十分钟后，我突然清醒了过来：天哪，我的注意力已经脱离了现实，进入了被焦虑、沮丧、愤怒等感受控制的状态！然后，几乎是一瞬间，我从焦虑、愤怒的状态下解脱了。

之所以和大家分享这个故事，并非为了显示我的自控力多强或多弱，是因为这个故事的核心是，即使我是一名专业的心理服务工作者，即使我自称已领悟了心理痛苦的真谛并可以有效处理一切心理冲击，我依然会在某些时刻成为感受的奴隶。

但这并不可耻。

在某种程度上，正是因为有种种鲜活的体验，追逐并实现自己想要的生活才会给我们带来如此多的乐趣。

可惜，我们大部分人在成长中都被传递了大量错误的信念，深信自己应该是理智的、成熟的、自由的，相信自己不应该被不愉快的感受影响，所以，我们将一切不愉快的感受视作敌人，将它的出现视为自己的失败或耻辱。然后，我们开始与之战斗，一心想要征服它，让它成为意志可控的领域。

这种斗争只会带来一种结果：让感受从一种有益于生命的工具变成了生命的敌人，让偶尔被感受掌控的生活变成了长期被感受掌控的生活。在"被控制"中，我们逐渐地丧失了向着自己期待的生活前进的能力。

这就像一名正在读高三的来访者，她特别渴望考上理想的大学，为此她还制订了详细的学习计划。可每次一旦感受发生变化，她就丧失了实施计划的能力。当她平静之后，不是重新开始学习，而是继续懊悔之前浪费的时间，比如去质问妈妈或自己："怎么赔偿已经失去的时间？"结果，她在质问中浪费的时间更多了。

如果我们愿意在生活中停下来，仔细看一看自己或他人生活的事实，就很容易发现这一真相。

在心理服务中，我一直强烈反对"控制感受""漠视感受""不要过多在意""放下"或者"顺从感受"等所谓的专业指导，因为一切强化与感受分裂的思维与行为，都会让我们的生活被感受掌控，而这注定会引发无尽的折磨。

要重建生命与感受的关系，终结感受对生命的控制，拿回生命的主导权，其实很简单：了解感受与生命的关系，观察它对生命的影响，进而用非战斗、非顺从的方式真正接纳并处理它的影响。至于如何做到这一点，我会在第三部分做进一步介绍。

思维融合，我们没有行动的自由

我们已经清晰地看到一个事实：任何时候，只要我们想控制感受（希望体验更多"好的"感受，压制、拒绝体验"不好"的感受），或者想顺从感受，就是把自己生命的掌控权拱手交给了感受，因此，我们会丧失行动的自由。

这种指导我们"想要"与"不想要"的力量，就是"观察者 I"自动化的语言——思维。

让我们一起看一个案例。

从重点高中休学一年后，怀揣生活梦想的豆豆主动复学了。虽然对未来依然恐惧，但她每天反复地告诉自己、告诉他人：我能行，我一定可以跟上同学的进度，我能恢复前进的能力，我能开始全新的生活。

很快，期中考试开始了。相比从未中断学习的同学，豆豆已经整整一年没有学习，复学也不过才两个星期而已。但她渴望证明自己，坚定地参加了考试。

可惜，残酷的现实给了她沉重的打击。数学考试结束后，余下的科目她全都弃考了。她无法承受面对着卷子一脸茫然、毫无头绪的绝望的感觉。

之后，她主动要求父母请了一对一辅导，依然会不时坚定地告诉自己和父母："我能行。"只是她说这种话的频率越来越低了。伴随而来的，是更频繁的自我怀疑与焦虑体验："我到底行不行？马上就要会考了，万一我再考砸了怎么办？我这种状态，肯定是要考砸的，那我明年怎么参加高考？如果成绩太差，我就进不了好学校；从一个差学校毕业，我就无法找到自己喜欢的工作；没有一份好工作，一个月辛辛苦苦拿几千元钱，我就买不了好东西、住不了好房子、做不了想做的事情……那我的生活还有什么意义？"

在这种无止境的自我推演中，她开始失眠，开始厌恶父母待在自己身边，甚至会因为父母跟自己说话而指责他们。慢慢地，疲惫、悲伤、无力甚至胸口疼等不良的感受相继出现。于是，她再度开始恐惧上学，从原来一整天的到校时间，慢慢减少到两天去一次，甚至三天去一次。

她的行动，再次失控了。

在这个案例中，我们能清楚地看到豆豆前后两种不同的表现：第一阶段，她感受不好，但她靠着自我激励式的语言"我能行，我可以做到"等，努力克服了感受的影响并争取做到最好；由数学考试开始的第二阶段，她的感受越来越糟，虽然她依然可以告诉自己"我能行"，但这种自我鼓励遭遇到越来越强烈的自我怀疑的挑战，在有意识的语言背后，自动化且无意识的"我不行，我做不到，我没有未来"等自我否定语言再度泛滥，因此，她的行为也再次回归对感受和自动化语言的顺从。

在这里，我关注的并非自我激励或自我顺从模式的优劣——实际上，在心理层面的感受得到有效处理前，它们都是有害无益的反应模式——我想带大家了解的，首先是感受和行为背后真正的驱动性力量——大脑自动化语言。

自我迷失，我们受困于大脑讲述的故事

生活中，我们每时每刻都离不开大脑的自动化语言，但绝大多数人都会忽略它的存在。

比如在回答自我观察的第二个问题"你是否拥有追逐自己想要的生活的自由"时，来访者的答案一般有两种：一些人会说自己的行为是自由的，没有任何因素能影响自己；还有更多的人会说自己没有行动的自由，因为一旦感受变糟，自己就会完全丧失有效行动的能力。此外，很少有人会关注到思维对生活的困扰。

当我在练习中提及思维问题时，他们一般会坚持认为："思维怎么会困扰我呢？困扰我的一直是现实的矛盾冲突啊。"甚至在练习中有人会反问我："如果不思考，那我还怎么生活？那不是更无法走出困境了吗？"

我们知道，要解决现实问题，我们就需要借助思维的力量。但在心理世界，思维真的也是解决问题不可或缺的工具吗？我们先看几个案例。

阿成是一名职场经理，他的困惑之一，是要不要赶紧换个工作。

"我觉得自己不适合做管理岗位，因为我不擅长处理人际关系，不知道怎么表现得更强势。有时候给下属安排工作，他们会直接拒绝我，然后我就会很难受，一直想自己做得真的很糟，疑惑现在的年轻人怎么会变成这样，认为自己真的应该换份工作……"阿成告

诉我，这种矛盾会严重降低他的工作效率，为此他一直犹豫是否应该辞职。与此同时，另一件事也让他焦虑。"我以前已经换过工作了，但结果还是这样，也许不是工作的问题，是我自己与人沟通、处理人际关系的能力太差的问题……我到底该怎么办？"

这种思考让阿成感到非常苦恼。但闲暇时，他的大脑又会不由自主地、一遍遍重复之前已经进行过的思维的衡量、比较，然后在彼此对立的自动化语言下，他很快又陷入了深深的沮丧感、无力感之中。

欣欣是一名休学在家的高一女生。一年多前，因为中考成绩不理想，她没有和自己最好的朋友升入同一所高中。在陌生的环境里，她感受到了无法忍受的紧张与孤独。于是，她要求爸爸妈妈为自己转学。

她告诉我："当时我觉得，只要换个环境，自己就一定能走出困境，好好学习。"

在半年多的时间里，她先后转学两次。"但是这两所学校都不是我喜欢的呀，所以我无法在里面坚持学习。如果能进入我好朋友在读的高中，我就一定能走出困境。"她当时这样告诉父母。

最终，在经过长时间的努力后，有一天爸爸兴奋地告诉她可以到最初心仪的学校与好朋友一起上学了。听到这个消息，她特别高兴。但是在学校待了一个下午，她就紧张得受不了了。欣欣感觉所有人都在关注她，坐在座位上一动也不敢动。那个下午，她心里一直有一个声音在说："我受不了了，我得回家。"于是，在复学半天后，她再次回家了。

在训练中，她告诉我："我不行，真的受不了，我在教室里太紧张了，一动都不敢动，所以我绝对不能再进教室。"

一个因抑郁而退学回家多年的孩子，一直在努力买书自学心理学知识，她希望这些书中的内容可以帮自己摆脱困境。

在一段读书笔记中，她做了这样的记录："澄清生活的目标，这看起来很好啊。我想要的生活究竟是什么样的呢？我想象不出来啊！我总是表现得这么差劲，当我想做一件事时，过去总会出现，我太想分析出自己陷入困境的原因了，这样看的话，也许这个方法暂时不适合我——因为新的方法要求我放下过去，但我的现状是根本无法放下过去。我无法想象自己身上能发生什么美好的事情，也无法想象未来自己理想的生活。唉，我没法按照指导去澄清生活的目标，只能说这个方法暂时不适合我。"

你能感受到阿成、欣欣和第三个孩子的苦恼吗？他们的生活一直被思维所讲述的故事控制着。对于阿成来说，这个故事是"我性格内向，与人沟通和处理人际关系的能力太差，不适合做管理人员，但是我换了工作也没起色"，然后他因此纠结痛苦；对于欣欣来说，这个故事是"我的问题源于学校环境，只要换个学校就能解决"，所以她频繁地要求父母为自己更换学校；对于第三个孩子而言，她的故事是"我无法放下过去，也无法想象未来，什么方法都无法有效地帮到我"，所以她的生活持续停滞于家中。

在我看来，这不仅是个人的困境，全世界每一个被心理问题困扰的人，都会遭遇类似自动化思维对行动的控制。

"我已经不是以前的我了，现在的我就像个死人，一点活力都没有了。"

"我就是个垃圾，不值得被关心、被帮助。"

"我真的没法出门上班。一想到要在单位面对的事、面对的人，我就浑身难受。你不要逼我了。"

......

要想终结心理痛苦，我们需要进一步了解大脑的工作模式，进而揭示其每时每刻传递的信息，究竟是值得信赖的事实还是被伪装成事实的幻觉。

在这里，我们要从大脑的工作模式说起。

高效主动：大脑的三大核心工作机制

我们说过，安全是人类最基本的需要。所以，存在的第一本能，是运用一切机制来确保生命安全。我们大脑发展中自动分裂形成的"观察者 I"和"被观察者 Me"，都要服务于这一需要。

这种对安全的需要，塑造了"观察者 I"高效主动的工作模式：其一，理解并使用抽象概念；其二，在抽象概念间建立关系网络，迅速完成对自我及世界的认知；其三，时刻采集"被观察者 Me"感知到的身体内外的各种信号，并结合以往的经验在第一时间对信号的寓意做出判断，从而在理解发生了什么事的基础上，指导身体迅速采取有效行动，以规避或远离可能的危险。

① 第一种工作机制：理解并使用抽象概念

人类与动物最大的区别，就在于对抽象概念的灵活使用能力，以及由此形成的庞大的认知关系网络上。这两者，使远古人类面对外在威胁迅速搞清状况，进而远离可能遭遇的生命危险。

关于抽象概念对认知效率的提升，我们很容易理解，比如在跨语言环境下，我们经常可以看到这样的场景：两个对对方语言一窍不通的陌生人，在交流时只能反复做出各种手势或动作来表达自己。与顺畅的语言沟通相比，这种原始沟通模式的效率很低。

在抽象概念对认知效率的提升方面，菲根森和哈勒贝德的研究是最直接的证明。他们的研究对象，是尚不会说话的婴儿。在测试中，研究人员在婴儿面前藏起一些玩具，婴儿能够同时记住三个隐藏玩具的地点。然后，研究人员在藏起玩具前，先使用毫无意义的词汇将玩具归类，比如一些玩具被称为"dax"，另一些玩具被称为"blicket"，然后，在婴儿面前藏起玩具，结果婴儿可以记住六个隐藏玩具的地点。即使这些玩具在形态上毫无相似之处，这种记忆增强效果也依然存在。

所以，依托于概念认识世界，是大脑实现其高效模式最核心的机制之一。

在心理灵活性训练中，我会带每一个来访者完成一个重要的练习：丰富自己的情绪词汇，因为情绪词汇就是概念。心理学研究发现，一个人掌握的情绪词汇的丰富程度，对其情绪管理能力有重要影响，这直接关系到其可能遭受的情绪痛苦程度。美国耶鲁情商中心的一项研究显示，在校学生如果每周使用 20 ～ 30 分钟的时间练习扩展和使用情绪词汇，他们的社交行为、学业表现就会得到改善。霍伊特等人关于情绪识别能力与癌症康复的研究显示，那些能清晰地识别、理解自己情绪活动的患者，在癌症康复期间，或重大压力事件发生之后，他们体内的炎症反应水平更低，身体状态更好。

② 第二种工作机制：关系网络建构

人类大脑的学习过程，包含了三种紧密相连的自动化工作：一是从实体到概念的抽象化；二是在不同概念间建立关联；三是将概念反推并应用于更多实体。正是因为有这三类自动化工作，人类才得以将新接收到的信息关联到以往已经掌握的经验上，进而快速掌握全新的信息并持续扩充大脑经验网络。

我们继续以婴儿为例来关注个体关系网络建构能力的发展。

格雷厄姆和他的同事们，以实验研究的方式，证明了婴儿基于抽象概念之上关系建构能力的价值。在实验任务中，他们为13个月大的婴儿介绍目标客体，对其中一半的婴儿，实验者以新异名词为目标客体命名；对另一半的婴儿，不对目标客体进行命名。然后，所有的婴儿都观看实验者拿着目标客体表演一个动作。至关重要的是，这个动作反映了客体的一个目测不到的特性（如当摇动物体时，它可以发出特别的声音）。然后让婴儿去探索一系列其他的客体，对这些客体不进行命名。结果是惊人的，在没有命名的情况下，婴儿有限地推广了客体的隐藏特性，只对与目标客体非常类似的测试客体做尝试。但是在以新异名词命名的条件下，婴儿的表现就完全不同了，他们将目标客体的隐藏特性更加广泛地推广到客体范畴的其他客体中，尽管这些客体甚至与目标客体在感知上没有很大的知觉相似性。

所以，如果说抽象概念是打开了儿童认识世界的一扇门，那么，关系建构能力则是打造了一条儿童认识世界的高速公路。

研究显示，13个月大的婴儿，已经开始获得多种词汇和多种含义之间的精确联系。他们从最初的广义联系出发，开始从各种其他的语法形式（如形容词、动词）间梳理并分离出名词，并将它们与特定的客体和客体范畴相对应。

生活中，很多人都有走神的时候。比如看书时、对话时，一个词、一句话，都可能会让我们浮想联翩。这种不由自主的浮想联翩，就源于大脑关联式工作机制。

在心理服务中，我曾跟很多家长反复澄清过一件事：外在的因素（比如父母的动作与表达、糟糕的考试成绩、他人与环境的刺激等）并非孩子陷入心理困境的根源。这一结论的立足点就是大脑自动关联的工作模式。

③ 第三种工作机制：主动预测并预作准备

为什么这种主动预测是生命必需的机制？

我们可以先设想一个反例，看看如果大脑无法主动预测，会发生什么事。一个人独行于山林，忽然发现百米外有一只猛虎正向自己逼近，但他仍然纹丝不动，因为大脑缺乏自动预测能力，所以他不知道将会发生什么事，也不知道自己的行动该如何调整以应对挑战。他所能做的只是被动等待，以及在事情发生后迅速地做出反应。转瞬之间，老虎已经冲到他的面前，一跃而起将他扑倒在地，一口咬住了他的胳膊。这时，一阵剧痛传来，他的大脑接收到信号，迅速开始工作："天哪，好痛，老虎在攻击我，我的胳膊被咬伤了，我要保护自己免遭伤害！"于是，他的心跳开始加速，呼吸变得急促，肾上腺素开始急速分泌，肌肉力量迅速增强，他终于做好了与老虎搏斗或者逃跑的准备……

你能想象这个人最后的结局吗？

当然，要证明主动预测是大脑必需的工作机制，不能仅靠这种假设，我们还需要更有力的信息。一系列关于杏仁核与恐惧关系的实证研究，也可以帮到我们。

20 世纪 30 年代，海因里希·克鲁弗和保罗·布西在研究中切除了恒河猴的颞叶，结果发现在丧失了位于颞叶内的杏仁核后，这些猴子变得胆大无比：它们可以靠近那些原来会害怕并毫不犹豫远离的物体或动物，比如毒蛇、陌生的猴子等。这是研究者第一次发现恐惧丧失与杏仁核的关系。

此后，科学家们很快将目光转向人类，开始研究杏仁核受损的人是否同样存在恐惧丧失的现象。这方面，研究最深入的病例是一位被称为"SM"的女性。"SM"身体健康，智力发育正常，但她患有一种遗传疾病，这种遗传疾病会导致她的杏仁核功能在儿童和青少年时期持续受损。

在实验室测试中，"SM"真的表现出恐惧丧失现象：观看恐怖电影，或面对毒蛇、蜘蛛，或身处鬼屋时，她总是向研究人员报告没有什么恐惧感。

为了让她体验到恐惧，研究人员采用了一种传统的恐惧学习方法：给她展示一张照片，在她看到照片的同时，迅速拉响一个高达100分贝的汽笛吓她。在这一恐惧学习练习中，研究人员使用仪器测量"SM"的皮肤导电性以客观确认她是否存在恐惧反应。结果，在反复的重复学习后，所有杏仁核功能完好的人都会在看到照片的同时预测到即将出现震耳欲聋的汽笛声，因此皮肤导电性会迅速上升，但"SM"却做不到。无论她学习多少次，当她看到照片时，皮肤导电性都不会出现任何变化。

结合其他类似的案例研究，科学家们得出结论：正常运作的杏仁核是大脑的恐惧中心。

但这真的是这一系列研究真正的结果吗？我们先来看看"SM"身上被发现的其他的一些更有趣的现象。

科学家们发现，虽然"SM"无法在刺激下感受到恐惧，但她能在身体姿势和说话声音中分辨出对方的恐惧。同时，在一种特殊的环境下，她自己也能体验到惊恐：在实验室中，当"SM"吸入二氧化碳浓度增加、氧气含量不足的空气时，"SM"体验到了惊恐。

空气中氧气含量变化对身体的影响

在一项研究中，60 名被试被安排到一个特殊的空气环境中：其二氧化碳浓度比正常空气中的二氧化碳含量水平高 10%。在几秒之后，被试身体体验就会出现变化，比如呼吸加重、出汗、心跳加速等，这些体验与焦虑或惊恐发作时的身体体验非常相似。

通过认真观察这一系列表现，我们可以发现："SM"虽然大脑中的杏仁核功能受损，但依然可以从理智的层面识别恐惧，可以从身体体验的层面感受恐惧，她真正丧失的，只是"观察者 I"依托过往经验唤醒的对恐惧的关联识别和预测能力。

为什么"SM"会丧失预测能力？也许未来的脑神经科学研究会给出更清晰的答案。但探讨到这里，我们已经可以看到一个清晰的事实：大脑的运作机制，是利用抽象概念在现象和感受间建立关联，并借助以往经验迅速预测出自己即将体验到什么。

这种预测机制是进化适应的结果。研究发现，个体对行动结果的期望（自信或怀疑），会影响他们准备投入的努力。卡夫和舍尔的研究表明，面对一项挑战，大学生被试如果预期会成功，他们就会投入努力，并不断加强。相反，如果怀疑感非常强烈，那么大学生被试会倾向于放弃进一步的努力，甚至会放弃目标本身。（看到这里，你能理解为什么很多陷入心理困境的来访者会放弃尝试全新的行动了吗？）这种放弃的形式，可能会很明显，如逃避情境、旷课等，也可能会很隐蔽，比如做白日梦、痴心妄想，否认目标的重要性。

上面的研究，已经简单呈现了大脑工作机制的另一面：对生命的伤害。

很多进化形成的对适应现实世界有益的机制，在被用于解决心理世界的困扰时，都会带来相反的作用。大脑的高效主动的工作机制就是这样。在本书后面，我们会深入地探讨这一点。现在，在了解了大脑主动的关联预测式的工作模式后，我们继续探讨大脑完整的工作过程。

"观察者 I"运作的三大过程：描述现实、评判状况、做出命令

大脑的关联预测机制，呈现为自动化语言，就是"观察者 I"描述现实、评判状况与做出命令的过程。

我们先探讨自动化语言的第一个过程：描述现实。

在"SM"的案例中，我们已经看到，关联预测机制首先需要依托客观事实。那么，在探讨"观察者 I"预测机制的过程中，我们将面对一个新的问题："观察者 I"所描述的内容真的是客观现实吗？这个问题的答案，直接决定着我们与自动化语言的关系——它是否值得我们信任？

面对这一问题，几乎所有人都会本能地给出答案：当然！

实际上，在刚参加心理灵活性训练时，每一个来访者都坚定地认为：自己感知到的、讲述的内容，就是不容置疑的客观现实。

然而事实真的是这样的吗？

要回答这一问题，我们就需要深入探讨感知起效的机制。

我们知道，感知包含两个不同的过程：一个是生理过程，另一个是心理过程。到了这里，我们要探讨的问题就成了一个全新的问

题：这两个过程是客观过程吗？

我们先看第一个：从生理上，我们真的能感知客观的事实吗？

在这方面，一些实证的研究也许会带来一些有益的启示。比如对婴儿和成人声音感知能力的研究。

绝对阈限是最常见的测量声音强度加工的指标，它是指在一个安静的环境中，被试刚刚能听到的声音的强度。常规研究显示，婴儿和成年人对不同频率下声音的绝对阈限不同：在 250 赫兹下，成人的绝对阈限为 38 分贝，而威尔的研究显示，3 个月大婴儿的绝对阈限为 68 分贝；在 2000 赫兹下，成人的绝对阈限为 12 分贝，而参与威尔研究的 3 个月大婴儿的绝对阈限为 82 分贝。在类似的研究中，虽然数值有差异，但它们都清晰地呈现了一点：不同年龄的不同被试，对同一个客观现象的感知能力完全不同。

所以，如实感知客观事物面对的第一个障碍，就是个人身体的感知能力。我们知道，大象能听到的次声波和蝙蝠能听到的超声波，都是如实存在的客观现实，但是，我们人类并不具备如实感知能力。

在声音之外，我们的视觉、味觉、嗅觉、触觉等，都会受生理条件的限制。因此，我们得知一个全新的真相：所谓的如实感知世界，只是"观察者 I"依托于不完整经验发出的呓语。

在解决了生理能力的基础上，我们再来看第二个问题：人是否具备感知客观事实的心理条件？

在前面的探讨中，我们已经看到："观察者 I"是发展的产物，它不是出生就有的。它的出现，只为了一个核心目标——发展自己以更好地认识、适应世界，确保生命的安全与舒适。因此，"观察者 I"对世界的感知，从来都不是盲目的，它们有着清晰的目标。

同样以听力的发展为例，我们身处的世界，时刻充满了嘈杂的噪音。作为成年人，我们都拥有从噪音中区分出自己想要的信号的能力，我们认为这是理所当然的。但对婴儿来说，他们要做到这一点就很难。比如关于婴儿听力的研究表明，婴儿从复杂的声音中获取信息的途径与成人不同，他们通常不关注包含最多信息的声音波形或时间特征的细节。同时，婴儿的声音空间定位能力相当粗糙，他们不太能很好地将言语从周围嘈杂的声音中离析出来。

所以，生命发展的过程，就是"观察者 I"依据持续累积的经验和由此形成的目标预期，增强选择性的接收信息能力的过程。

在心理学研究中，这种选择性接收信息的现象，有大量的实证作为支撑。

一方面，我们的情绪状态会影响信息接收效率。我们在前面曾讲过感受对注意力的影响——糟糕的感受会驱使注意力寻找能够支撑自己感受的信息，比如焦虑会让人定向关注可能的威胁，而悲伤会让人寻找伤感的音乐和故事。

另一方面，我们的信念也会影响信息接收能力。一些研究发现，当人们在互联网上搜索信息时，如果初步结果提供的是自己不想要的信息，就会停止搜索。

在一系列的实验中，伦敦大学学院神经学家塔利·沙罗特使用磁共振成像技术再次验证了选择性接收信息的现象。研究人员为被试呈现一系列信息，它们分别会支持或反对被试的原有观点。在被试接收信息的过程中，研究人员集中观察大脑腹内侧前额叶皮层的活动。结果发现，当看到符合自己预期的信息时，被试的该区域就会被激活，然后这些证据会促使被试改变看法，例如听从医生的建议接受治疗；但是如果他人提供的意见不符合被试的期待，大脑的这个区域就不会启动，那么被试也就没有太多理由改变意见。

由此我们可以看到一个清晰的事实：无论是从生理过程还是心理过程来看，"观察者I"对现实信息的接收都呈现出两大特点：预期性、选择性。因此，"观察者I"不具备如实感知并描述客观现实的能力。

厘清了第一点，我们再来探讨自动化语言的第二个过程：评判状况。

要想评判状况，首先要有一个行为的主体。这就涉及一个问题：负责评判的"观察者I"究竟是什么？

在X的成长中，我们已经看到，"观察者I"不是天生就有的，它包含了自我和社会两个过程。这就意味着，"观察者I"是在社会互动条件下经验累积的结果。换句话说，负责评判的主体，是过去而非现在的产物。

在看清了"观察者I"的过去属性之后，我们要面对另一个问题："观察者I"用以评判客观现实的标准是什么？它是固定的，还是变动的？它是个体的，还是具有普适性的？

显然，这个问题不需要我带大家探讨。评判的标准，与我们成长的环境、接受的教育、内化的信念，以及当下的情绪状态等方面密切相关。因此，它不是客观、普适的，而是受到个体及文化制约的。

在心理服务中，很多来访者的家人会充满困惑，他们不知道该如何与受困的亲人互动。比如同样一句关心的询问："你是不是特别不高兴？"有时来访者会回复："是啊，我看不到一丁点希望，我觉得自己的人生就要毁了……"然后，他们可能会彼此互动很久。但有时，来访者可能会感到非常不耐烦："你烦不烦啊，老是问我这句话！我当然不高兴了，每天有让我高兴的事情吗？净说些废话！"

这种波动巨大的回复语言，呈现出一个清晰的事实：大脑自动化语言的第二个过程与第一个过程一样，也不是自由的。

自动化语言的第三个过程，就是做出命令。比如"太烦了，我要喝口酒"，或者"我实在是受不了她了，我必须离婚"……这方面，我相信每个陷入心理困境的读者在日常生活中都在反复亲身体验着，它深受感受等因素的影响，同样没有自由可言。

所以，当我们完成了思维领域的一系列探查后，再重新观察自己的行动，这里面真的有任何的自由吗？

因为缺乏思维的自由，所以"观察者 I"对思维的自动化处理方式，与对感受的处理方式一样：想要控制，想要征服。在实践中，很多来访者会深陷这一困境："为什么我总是控制不住地想前男友？""我不想悲伤，可是大脑想的事情又让我每晚号啕大哭！""我太消极了，我必须控制自己，让自己乐观、积极一些。""我不能老是指责孩子，我得展现无条件的爱。"……

他们不知道，与控制感受一样，控制思维只会带来相反的结果——更大的失控。《反内耗》中曾对此着墨颇多，在这里我就不再赘述。

身心资源稀缺，我们没有行动的自由

我们的行动，不但会受制于感受、思维，还会受制于身心资源——要解决问题，要有效行动，离不开注意力、记忆力、分析判断能力、选择能力、自控力等身心资源。

很多研究表明，这些身心资源都是有限且可被耗竭的。在这里，我将带大家一起了解三项不同的实证研究。虽然我曾经在《反内耗》

中分散地介绍过它们，但这几项研究非常重要，所以在这里我集中重新阐释。

第一个实验：看不见的大猩猩

2004 年，该实验曾成功抱走了搞笑诺贝尔奖。在实验中，助理教授丹尼尔·西蒙斯和他的助教克里斯托弗·查布利斯在哈佛大学学生协助下，制作了一个持续不到一分钟的简短的电影。短片中有两组运动员，一组穿白色运动服，另一组穿黑色运动服，所有运动员都在不停地移动并且互相传接篮球。在影片中，他们还安排了一个插曲：当两组队员忙着传球时，一个把自己伪装成黑猩猩的人会进入传球的人群中，并在舞台中央稍作停顿，对着镜头敲打自己的胸膛，然后走开。整个过程在屏幕上持续了大约 9 秒钟。

短片拍好后，他们在校内招募志愿者。这些志愿者的任务被告知是观看影片，并计算身穿白色球衣的那组队员的传球次数，同时可以完全忽略穿黑色球衣队员们的传球次数（无论是空中传球，还是击地传球都被算作传球）。

志愿者观看影片完毕，实验人员会立即询问他们统计的传球次数。其实答案正确与否，在这个实验中并不重要，丹尼尔和克里斯托弗最关注的，是实验中的隐藏任务：询问志愿者是否注意到影片中其他的东西，比如那个出场近 9 秒钟的大猩猩。

结果令人震惊：大约有一半志愿者没有看到大猩猩。而当他们重新观看影片而无须计数时，他们都可以轻而易举地发现人群中的大猩猩。很多志愿者对此非常惊讶，甚至有志愿者认为影片被换掉了。

这个实验在不同国家、不同人群中重复了若干次，结果基本一致，大约有一半的人没有发现人群中的大猩猩。所以，它简单明了地呈现了两个事实：第一，人类接收到的信息，只是自我选择的结果，所以，我们所了解的客观世界，并非真正的客观世界；第二，当我们专注于某一件事情时，我们的注意力系统会自动忽略那些不需要被注意的信息，尽管它们有时非常明显。

所以，从注意资源的角度，我们同样无法做到"观察者I"的要求：我能客观地了解一切，我能充满理智，不犯任何错误。

既然做不到，那么我们面前将浮现出一个全新的事实：我们不是完人，我们的行动离不开可能的错误。

利用这个简洁的实验，我刚刚描述了三种不同的生命事实。

第一，我们自以为可以接收到一切客观信息，自以为自己感知到的一切都是客观事实，但这是不存在的，我们所接收到的，永远都是被选择后的信息。坎德尔教授是2000年诺贝尔生理学及医学奖获得者，在描述疼痛的神经生理机制时，他明确指出，人类的投射神经元包含两类：一类是选择性传递伤害性刺激；另一类则同时传递伤害与非伤害性刺激。因此，任何时候，我们大脑感知到的信息都是多样化的。

第二，为什么多样化的信息不会让我们感觉混乱？因为任何时候，我们都在选择性地关注某些特定信息。比如当我们的手不幸被锤子击中时，我们会感觉到很痛，在这一刻，疼痛的体验会占据一切；但紧随而来的，我们会自动化地快速甩手，或者用嘴哈气，然后瞬间我们会体验到疼痛感的减弱，这种感受的变化，就是注意选择的结果。当然，这不意味着疼痛或不疼痛不是现实，实际上，它们都是鲜活的现实。我想表达的是，现实是自我主动或被动选择的结果，是一种心理过程。这就意味着，任何时候，只要我们转移注意力，就可以创造出截然不同的现实。

第三，选择必然伴随着可能的结果，也就是我们自动做出评判的"正确与错误，明智与愚蠢"……实际上，当你了解了上面的过程，你就会知道，这是生命自然运作的过程，里面并不存在所谓的对错，存在的只是对挑战的适应与非适应。一旦认清了这一事实，任何人都有机会自己走出痛苦，开始全新的行动。

第二个实验：关于自控力变化

这个实验由美国凯斯西储大学罗伊·鲍迈斯特和另外三位同事共同设计开展。在实验的第一阶段，他们给 67 名被试拿来一块新鲜出炉的、散发着诱人美味的巧克力蛋糕，几乎每个被试都对此垂涎欲滴，有些人甚至直接把蛋糕拿起来放到鼻子下使劲闻。在被充分地唤醒品尝冲动后，第一组被试顺利品尝了美味的蛋糕；与此同时，第二组被试则非常不幸，在经历了蛋糕的巨大诱惑后，实验人员给他们拿来一根胡萝卜，无情地要求他们必须吃下这根胡萝卜而非蛋糕。

随后，实验进入第二阶段，研究团队给被试拿来一道难以解答的谜题，要求被试给出答案。结果，那些不幸被要求吃下胡萝卜的第二组被试，很快就放弃了努力，他们所坚持的时间只有不到 8 分钟，不足第一组被试平均 24 分钟的三分之一。

相比之下，第三组没有参加第一阶段实验只是接到第二阶段做题任务的被试，平均坚持的时间为 16 分钟。

这一实验的影响是深远的，因为它清晰地呈现了一个事实：我们的自控力、意志力资源是有限的。它就如同我们的肌肉，如果你过度使用，它就会变得疲劳、丧失力气、效率低下，至少在短期来看是这样的。罗伊·鲍迈斯特将这种因使用而导致的意志力减弱效果，称之为自我损耗。一项汇聚几十项相关研究的元分析，也证实了自我损耗理论的正确性：无力改变，有时只是因为我们浪费了太多的身心资源。

我们之所以要终结心理痛苦，一部分原因就在于它会耗竭我们宝贵的自控力资源，让我们无力追逐自己想要的生活。

第三个实验：冰水实验

在强烈的心理痛苦中，很多人会有这样的体验：大脑反复思考一个问题，反复做出决策，然后觉得不好，推翻原有决策并开始重新思考……每天大部分的时间，大脑都处于这种无尽的思考和决策之中。很多人会因此体验到或轻或重的头疼、疲劳等感受。除了生理影响，这种自动反应意味着什么？我们一起看看第三个实验。

佛罗里达州立大学博士吉恩·特文齐与同事们在当地超市大甩卖时购买了一批商品，然后据此设计了一项经典的冰水实验。

在实验的第一阶段，他们告诉参加实验的学生，在实验结束后可以从一堆商品中挑选一种作为报酬。但其中一组学生，被要求不断做出抉择，比如喜欢一支钢笔还是一根蜡烛？如果选择蜡烛，是选香草味还是杏仁味的蜡烛？在蜡烛和T恤中，会选择什么？如果选择T恤，会选一件黑色的还是一件红色的？在指定的时间内，这种选择不断地进行。与第一组学生不同，第二组学生在同样长的时间内，只被简单要求对每件商品发表意见，并报告他们在最近6个月里使用这件商品的大概次数。

第一阶段实验结束后，所有参加实验的学生都迅速接受了一项经典自我控制力测试：把手尽可能久地放在冰水里。结果，之前被要求不断做出决策的学生们平均只坚持了28秒就放弃了；而另一组学生则平均坚持了 67 秒。

在一个实际的购车实验中，研究人员让有意向购车的人不断做出决策，比如颜色选择、内饰选择、座椅选择、轮胎选择等，结果，这些不断做出决策的购车者，最终花费的款项要比其他购车者平均高出 2000 多美元。

这些实验清晰地呈现了"我们的身心资源是有限的"这一事实。但在日常生活中，出于无知或忽视，很多人会在身心资源不足时依然坚持过度地自我压迫。后面，我们会进一步探讨这一点。

我们用了大量的篇幅一起探讨了"我们是否具有行动的自由"这一问题，最终我们清晰地看到一个真相：在感受、思维、身心资源等方面的影响或控制下，我们没有行动的自由。正因为如此，在面对挑战时，我们才必然会陷入一种境地：用无序、混乱的反应而非有效的行动去处理挑战。

03
无序的反应必然会加剧混乱和冲突

成长的过程，就是"观察者Ⅰ"累积经验、建立自我价值、形成自我期待，并向着自我期待持续行动的过程。

这种自我期待，虽然是经验的产物（或者说，它就是心理痛苦的核心根源之一，后面我们会对此进一步探讨），但它依然会像一座灯塔般指引着个人行动的方向。心理学研究已经证明，当我们的行动朝向自己选择的价值方向时，我们就会感受到幸福和愉悦；当我们的行动背离价值方向时，我们就会遭遇痛苦和折磨。

不幸的是，在前面我们已经看到了一个真相：在感受、思维和身心资源的影响下，人类没有行动的自由。

因此，面对挑战，更多的时候我们不是在有意识地展开有益的行动，而只能被动做出无意识的反应：向着背离自己价值的方向行动。

这种背离，会迅速引发混乱与冲突，很多来访者对此都有痛苦的领悟。

比如一个22岁的来访者。在长期的治疗中，她被贴上了厌食症、恐怖障碍、恶劣心境障碍、抑郁症、焦虑症等诸多标签。她向我寻求帮助，原因之一是她想改善与父母的关系。因为他们目前的互动过程充斥着冲突。

她给我讲了一段同父母发生冲突的经历。

一天，她想要回家休息时，突然发现自己弄丢了钥匙。（生活的第一个挑战出现。）

这一发现，让她感觉很沮丧。（这是身体对挑战的自然反应。）

但是，她还没来得及体验沮丧感，就记起了母亲给她钥匙时说过的话："不是我不想给你钥匙，而是如果给了你，你就一定会保管不好弄丢的！"（这种记忆的唤醒，是思维对挑战的自然反应。）

母亲曾经说过的话，迅速让她感受到了威胁："万一妈妈知道了，又开始批评我怎么办？他们又会说我什么事都办不好，什么都不行。我特别讨厌他们这样说我……"（"观察者 I"感受到了自我可能面临的威胁，于是，它开始运用自己过往的经验，预测可能的伤害，这是思维唤醒后的自然反应。）

这种威胁让她感受到了不安，她无法承受这种不安，所以"观察者 I"迅速开始寻找可能的理由，寻找谁该为钥匙丢失这件事承担责任。当然，她所找到的责任人，通常是父母，这次也不例外——妈妈。于是，她拨通了妈妈的电话："我真是烦透你了，你上次跟我吵架，害得我把钥匙弄丢了……你还不承认，就是要怪你，上次咱俩吵架我跑出去后，本来都拿出钥匙想要回家了，结果你出门找我，然后我就把钥匙扔在咱们说话的地方了。你以后能不能别这么讨厌，你看钥匙都被你弄丢了……"（在不安中，"观察者 I"忽略了自己的目标——回家休息，也忽略了自己想要的生活——改善与父母的关系。它的反应是指责妈妈，这直接背离了自我期待。）

在这个互动中，当妈妈突然接到了这样一个指责电话并且辩解无效后，她的情绪也迅速失控，进而开始愤怒："那好，以后我都不管你，你不要再回这个家了！"面对妈妈的愤怒，这个来访者在愤怒的同时，也迅速体验到了无力、悲伤、孤独等诸多无法处理的感受。于是，她挂断了电话，再次徘徊在外面。

你能注意到发生了什么吗？这个女孩本来只想回家，只想改善与父母的关系。但因为无法面对挑战，她没有有效行动的能力，而是踏上了一条自动化反应的道路。结果，她的反应，引发了全新的冲突，也背离了自己所期待的生活。

第二天见面时，她无奈地问我："你说我妈现在的脾气怎么比我还差？我这天天都不敢跟她说话，本来我是个病人，结果现在说话时我还得小心地哄着她！"

几乎每一个陷入心理困境的人，每天都可能有类似的经历：面对刺激，做出自动化反应，然后陷入更大的无序与混乱，并逐渐远离自己真正想要的生活。

要想改变这一切，我们有必要深入了解人类自动化的反应模式。首先是离苦得乐的本能，这是驱动反应式行动的真正力量；其次是最常见的反应模式——自我分析、自我压迫、自我放纵、自我免责。

反应并非行动，它是"离苦得乐"模式的结果

要想终结一切心理痛苦，我们就需要采取有效的行动。

但及时、被动的反应行为，是特定模式的产物，它更类似于肌肉无意识的工作模式，而非有智慧的人类的有效行动模式。

生活中，无意识的反应模式的场景比比皆是。

小王 26 岁了，她想发展一段成熟的感情并步入婚姻。但由于之

前两段失败恋情的影响，她会第一时间逃离可能的伤害。比如当她和一个男孩在一起而对方不高兴时，她会这样想："是不是他不想跟我在一起？他讨厌我了？那我绝对不能等他先提分手，这会伤害我。我要主动告诉他我们不合适。"于是，她会迅速做出反应，结束一段甚至还没有开始的关系。

这种恐惧和由此带来的反应，构成了这样一幅矛盾的场景：她渴望建立亲密关系，但在恐惧的驱使下，她会用远离、分手等反应式行为伤害每一段即将开始或已经开始的关系。

在反应的驱动下，小王丧失了有效行动的能力，丧失了追逐自己想要的生活的能力。慢慢地，她离自己想要的生活越来越远。

你有过这样的经历吗？比如你厌恶内心烦躁不安的感受，但控制式的反应反而会持续加剧不安；你想走出悲伤，但让自己沉浸在悲伤的音乐或悲伤的故事中，或者努力控制让自己不要悲伤，结果反而体验到更持久、更强烈的悲伤……

阿斌有一个女儿。他希望自己的女儿能比年轻时的自己更加优秀，于是高度关注女儿的发展。当女儿犯错或发脾气时，他会用自己所能学到的各种技巧来处理问题。

可惜，年幼的女儿的行为经常是失控的。于是，在反复遭遇到挫折感、愤怒感之后，他从一开始的语言说教迅速过渡到身体说教——每当女儿犯错，或者在他看来女儿表现出"屡教不改"的行为时，他就用打耳光的方式体罚幼小的女儿。

作为家长，你有过类似的经历吗？可能你会说体罚孩子太过分，所以你只会用辱骂性语言或精神上的忽略、控制来处理孩子的"错误"或"失败"，但无论是体罚、辱骂还是忽略，这三种行为都属于家庭暴力的范畴，都是在伤害而非支持孩子的发展。

所以，在心理世界，自动化的反应不是有效的行动，而是持续自我伤害的助力者。

要想终结这种伤害，我们就需要有能力终结自动化的反应。那么，一个新的问题出现了：面对挑战，我们为什么会不假思索地迅速做出反应？如果不了解原因，我们努力的行动就很容易变成另一种被动的反应，从而进一步伤害自己。

那么，为什么我们会不假思索地反应？

我们知道，生命是进化适应的结果。因此，要解答这个问题，我们就需要寻找进化的证据。在原始社会，人类祖先生活在种种环境威胁之下，要想确保生命安全，就需要快速地识别并远离痛苦。

在前面介绍过的静止脸实验中，我们也看到，3～4个月大的婴儿完全可以依据本能来识别妈妈的变化，进而呼唤妈妈做出支持性的改变。

其实不光是人类，所有的生命，哪怕是没有神经系统的单细胞生物，也会展现出离苦得乐的反应模式。比如在一项初中生物实验中，向载玻片的两端各滴一滴草履虫的培养液和清水，并将两滴水连起来。如果向草履虫培养液中放入少许盐，草履虫便会纷纷游向清水中；如果向清水中放入少许肉汁，草履虫也会纷纷游向清水中——这足以说明，离苦得乐是一切生命生存的本能。

在训练中，很多来访者在了解了生命的本能后，会变得困惑：既然离苦得乐是种本能，那么心理痛苦不就无法避免吗？为什么你说可以终结一切心理痛苦？

这种困惑源于思维的僵化与束缚。这个问题我会在心理痛苦的根源中继续分析。现在，让我们继续聚焦于离苦得乐的反应模式。

我们已经看到，离苦得乐的反应模式不是偶然出现的，它有着明确的目标：确保生命安全舒适。因此，无论它曾经是否是本能，我们都需要持续考察其实践应用的效果：当它能够继续发挥其保护生命的角色时，它就是具有生命适应性的，需要被强化、被发展；当它不仅不能够保护生命，还变成生命的伤害者角色时，就不再具有适应性，这就意味着它必须被打破、被改变。

那么，在当代全新的挑战下，离苦得乐的反应模式还具有适应性吗？

从经验的角度看，在上面我讲过的所有案例中，它都是加剧挑战、强化痛苦的力量，因此，在心理问题的处理上，离苦得乐的反应模式已不再具有适应性。

从实证研究的角度看，离苦得乐的反应模式，同样是有害无益的。

研究发现，离苦得乐的反应模式最大的问题，是会激活大脑的奖赏系统而抑制自控系统，这就导致我们更容易选择短时刺激而忽略长远价值。在一项心理学研究中，加州大学洛杉矶分校研究员史蒂文·科尔等人发现：短时刺激的需求和长远价值的实现都可以获得生活的满足感，这两者在心理体验上很相似。但在生理体验上，两者却截然不同：长远价值的实现带来的满足感，相比短时享乐获得的满足感而言，能减少身体的炎症反应，并增强身体的免疫力。

大量研究证明，追求长远价值，虽然意味着短时间的痛苦，但可以让人更长寿、记忆力更好，大脑执行功能、认知功能更强，身心更健康；会让青少年拥有更积极的自我形象、更少的问题行为、更好地完成向成人的转型……

所以，当我们了解了离苦得乐的反应模式不再适用于有效解决心理挑战后，新的问题又出现了：如何终结大脑对离苦得乐的反应模式的自动选择？

在给出完整答案之前，我先介绍两个关于吸烟冲动的研究。

第一个研究，是脑神经科学研究。我们知道，吸烟是一种典型的被离苦得乐冲动所驱动的反应模式。在英国，有研究人员利用功能性磁共振成像技术对吸烟者的大脑进行扫描。结果发现，在看到香烟时，被试的眶额皮层和背侧纹状体都出现了显著激活状态，此时，他们都有抽烟的渴望。但是，如果他们先完成10分钟的锻炼，之后再看到香烟，这两个大脑区域的活跃程度就会减弱。这就意味着，短暂的锻炼之后，当注意力更多关注于此时此刻强烈的身体体验时，他们对香烟的渴望已经明显减少了。

第二个研究，我曾经在《反内耗》中介绍过，是美国福瑞德哈金森癌症研究中心针对吸烟者戒烟效果的系列实践研究。他们发现，帮助来访者了解此时此刻大脑自动化的渴望（如"我想要抽根烟"），并指导他们掌握与渴望共处的方法（不是顺从它，做出抽烟行动，而是关注到并明确表达出此刻内心的渴望），那么成功戒烟的人数会比传统的回避等戒烟方案高出一倍。

所以，如何终结离苦得乐模式对生命的掌控？答案就在于唤醒清晰的感知能力——去清晰地觉察此时此刻究竟发生了什么，尤其是内在体验（包含感受、思维、姿势、行动等）的状态与变化是什么。

如何在日常生活中持续做到这一点，在第三部分我会进一步阐释。

现在，在清晰地了解了离苦得乐的反应模式在心理层面不再具有生命适应性之后，我们将开始探讨无效反应的另外四种主要模式。

自我分析不是成长必需的路径

生活中，没人喜欢痛苦。

而要远离痛苦，就必须知道自己痛苦的原因。

所以，在离苦得乐反应模式的驱动下，我们的一个常见行动模式就是开始自我反省，或称自我分析。

比如一个乒乓球运动员，在参加一次重大比赛前，偶然参拜了一座寺庙，结果他成功赢得了大赛的冠军。但在随后又一次比赛中，他却意外止步于八强。失望中，他会分析几次比赛的差异，结果他"成功"地发现：一切都源于自己去寺庙参拜过。于是，他开始形成一个全新的结论：要想获得冠军，我就必须去寺庙参拜。

你能发现这种分析及结论的荒谬之处吗？遗憾的是，这就是人类的天性，也是我们每天在不断重复的生活。

这种天性延伸到心理服务领域，就形成了一种现实：基于思维层面的自我分析，在近百年的时间里一直是主导性心理服务技术。因此，在生命本能和"专业"指导的双重驱动下，很多来访者会沉浸于经年累月的自我分析中，并期待着由此带来的自我成长。

比如一位25岁的女性。在生活中，她最大的痛苦是内心的不安。比如不相信自己的生活会一帆风顺，持续警惕着可能会突然降临的灾难，在这种警惕中，她会周期性表现出无法自控的自我破坏性行为。此外，她感觉自己不幸福，她的情绪仿佛坐上了过山车：当别人夸赞她或者对她友善时，她感觉自己是美的、优秀的、被人喜爱的，因此她是幸福的；一旦感觉到别人的否定、疏远或者一点点的不认可，她的情绪就会迅速坠入深谷，感觉自己真的很差劲，没有价值，不值得被爱。

为了走出这种困境，她和自己的咨询师开始了一场漫长的探索之旅：她们回溯过往，探究父母的养育模式，探究童年可能的伤害……当我见到她时，她的自我分析已经持续了一年多，但她的生活依然没有得到改变。"我感觉自己知道所有的道理，但就是过不好自己的生活，可能还是没有分析到位吧。"这是她对自己的总结。

一位年过五旬的来访者，在一次活动中与我偶遇，得知我也在从事心理服务，她困惑地问我："我已经跟一个咨询师做了4年咨询，但不知道还要多久才能结束。虽然跟她在一起时很舒服，觉得自己很放松，但我好像越来越依赖她了。我不知道这是不是正常现象，你能不能告诉我咨询的设置究竟是什么？如何判断何时可以结束？"

在继续下面的探讨前，我要声明：近百年来，在心理服务中，可能有无数的来访者自认为曾受益于自我分析。我无意对此展开辩论。但在本次旅程中，我想要带大家搞清楚的是生命运作的真相。所以，我们需要探讨自我分析究竟是一种什么样的活动。

于是，我们又面对着一个之前曾经探讨过的问题：自我分析的主体究竟是谁？

如果你真的是和我一起走到了这里，你就会知道答案：自我分析的主体，毫无疑问是"观察者 I"——来访者的"观察者 I"或咨询师的"观察者 I"。在前面，我们已经看到了"观察者 I"的过去属性，看到了它内在的局限，看到了它的诞生即引发心理冲突的过程，因此，当"观察者 I"执着于借助自己以往的经验来分析、评判当下的自己时，它一定会造成当下与过去的割裂。这种割裂，就意味着冲突与混乱。

实际上，大量的心理学研究，都呈现了自我分析在心理层面的危害。

比如关于抑郁的研究。

研究人员发现，在抑郁情绪下，不同的人可能会出现两种不同的反应模式。

第一种是反刍型反应风格——将注意力转向自身。在这种情况下，人们体验到抑郁情绪的时间更长。

第二种是将注意力投向外部世界，较少转向自身。结果发现，当人们更多投身于能让他们从悲伤感受中分离出来的活动时，他们体验到抑郁情绪的时间更短。

诺伦·霍克塞玛和莫罗研究了地震后人们的抑郁问题与上述两种反应风格的关系，结果发现：有反刍型反应倾向的人，在地震发生后抑郁得分最高；一旦陷入沉思就反复思考的人，通常抑郁时间会延长；而那些努力行动的人，抑郁时间会缩短。

这不仅适用于抑郁症患者，也同样适用于每一个普通人。诺伦·霍克塞玛以没有抑郁症病史的大学生为被试，设计实验诱导他们的情绪：一组被指导反思自己，另一组被指导思考与自己无关的事情。研究结果显示，情绪诱导程序使得反思自己的那一组产生了更为持久而强烈的悲伤情绪。

所以，自我分析真的是解决心理问题的有效路径吗？

柳波莫斯基和诺伦·霍克塞玛的研究发现，那些对自己的情绪进行反刍的参与者认为自己能够更好地理解自己的问题，但事实上，他们解决问题的能力反而下降了。与此类似，柳博米尔斯基的研究表明，在反刍思维下，个体即使知道有效的解决方案，也很难将之付诸行动——而有效行动，正是我们走出任何心理困境所必需的。

罗宾斯等人的纵向研究表明，当个体陷入消极情绪且倾向反刍思维时，很可能会发生严重抑郁，且发生的次数更多、持续的时间更长。诺曼·法布及同事使用核磁共振扫描发现，确诊抑郁症患者在感知到不愉快体验时，大脑主要参与自我分析的内侧前额叶皮层会被迅速激活；而当他们经过练习走出困境时，这种激活程度会明显减弱。

到这里，关于自我分析的探索，已经清晰地呈现了两个事实：其一，自我分析的主体是"观察者 I"，这直接决定了它是制造混乱而非解决混乱的过程；其二，自我分析的过程，是对过去经历的反刍，此类实证研究已证明了它带来的更多是能量的消耗和行动能力的丧失，这会加剧困境，有害无益。

因此，在这里我想借用执业 30 多年的情绪急救专家盖伊·温奇博士的四点总结来结束自我分析部分的探索：自我分析会让我们长期生活在过去的痛苦中，让宝贵的身心资源被无谓地损耗，让我们无法面对当下的挑战并逐渐远离真实的生活，让我们与身边的家人、爱人、朋友在情感上逐渐疏离。

如何终结自我分析，在接下来的第三部分我们会继续探索。

自我压迫：浪费身心资源，加剧内在痛苦

与自我分析行为相伴而来的，是"观察者 I"驱动的自我压迫。

阿秀是一名大学生，因为她天天躲在宿舍里，不洗头、不洗脸、不出门、不上课，对一切都毫无兴趣等种种不正常的表现，被老师和同学一起送入了医院。

在医院里，她的心情更加悲伤。她想放声哭泣，却只能默默流泪，不敢发出一点点声音。当医生告诉她想哭就可以哭出来，不用

憋着时，她告诉医生："不行啊，我不能出声，那样会吵到别人，多不好，我不想给别人造成负面影响。"

阿秀对自己情绪体验的高度控制，就是自我压迫的第一种形式——压制鲜活的感受。

自我压迫式反应还有第二种形式：压制自动化的念头。

阿俊的爸爸是一名教师，在他的成长中，父亲的管教非常严格，因为成绩、同伴交往等问题，他没少挨打。

"有时候我会觉得自己的痛苦都是他的错，然后我就特别恨他。但是，我又清楚地知道父亲是爱我的，我知道他打我是因为他觉得这样做才是对我负责，然后我就告诉自己不能恨他，不能有这样的想法……这种矛盾让我特别痛苦！"

与阿俊一样，很多来访者都想控制自己的思维，比如"不能想这件事""不能走神""不要总是这么消极，要换个角度看问题"……

这种对思维的控制，通常会以来访者的溃败告终：在控制中，挫折接踵而来，情绪体验变得更糟，念头更加不受控制。实际上，我曾经多次介绍过实证心理学研究呈现的真相：越想控制念头，念头出现的频率、次数反而会越多。

自我压迫的第三种形式，是漠视、压制内在的需要。

"为什么要对自己要求这么高？成绩差一些就差一些吧。"

"人为什么一定要结婚？难道独身就不能过好一生吗？"

"我很累，但是我不允许自己休息，一想起还有那么多事情没做完，我就非常难受。我必须要努力。"

关于生命的需要，我们已经在第一部分做了探讨。任何对它们的漠视、指责或拒绝、否认，都会引发"观察者 I"与"体验者 Me"之间的冲突，因此我们会持续地陷入心理痛苦中无法自拔。

但是，在对感受的探索中，我们也已经看到一个社会事实：受文化影响，我们自认为是"理智人"，因此我们相信自己"可以"并且也"应该"能控制住感受、念头以及需要。这一社会事实，带来了一个全新的心理世界的事实：只要"观察者I"存在，我们就会想要控制一切，因此，我们将制造新的冲突、遭遇持续的挫折。

这种冲突与挫折，将不可避免地引发当事人的种种复杂感受，当然这其中也会包含自责、羞愧等感受。

在传统文化中，我们通常会认为自责、羞愧是有益的，就像古人所说的"知耻而后勇"，羞愧感会变成前进的动力。

羞愧确实是前进的动力之一，但有一个前提：我们真的可以体验羞愧，并迅速走出羞愧。否则，沉浸于羞愧的感受中，我们收获的不仅不是动力，反而是伤害。在《反内耗》中，我曾经介绍过与羞愧相关的研究，比如分别唤醒被试的羞愧感或自豪感，结果在羞愧状态下，被试的自控力会降低，表现会更差。

如何停止自我压迫？在第三部分，我们会做具体探讨。但是，在不具备终结一切心理痛苦的能力之前，我想先简单分享一些关于自我同情和自我肯定的研究。

为什么处理自我压迫可以使用自我同情？很多人对此可能会困惑不解。

我们看一看相关研究所揭示的真相。

加利福尼亚大学伯克利分校的朱莉安娜·布莱内斯利用在校大学生和部分成人做了一项情绪唤醒及后期干预实验。在实验中，研究人员利用一个很难的测试，成功唤醒了被试自责的感受。此后，他们将被试分成两组：一组被试被指导做一个3分钟的自我同情练习；而另一组被试则被用语言进行了安慰，研究者告诉他们，每个参与者都会感到测验很难，因此不要过于责备自己。

第二个场景熟悉吗？当我们自己或身边的亲人遇到困难陷入沮丧、自责等感受时，我们是不是也会这样安慰自己、宽慰他人？

生活中，包括我自己，在很多时候都是这样做的。

但实验结果与我们的常识截然不同。实际上，与第二组被试相比，第一组被诱导做自我同情练习的被试，面对考试的难题时，有更强的意愿要去学习、去改变；同时，对于改善自己的问题，可以变得更好这一观点，他们抱持更乐观的态度。

所以，什么能帮我们走出自我压迫？最简单的方案，不是自我说服或安慰，而是 3 分钟的自我同情练习。前面我们反复看到过一个事实：感受是生命的主宰者，在糟糕的感受下，我们没有有效行动的能力，无法表现出应有的水平。

所以，想走出困境，需要做的第一件事就是改变自己的感受。当然，这种改变不涉及任何强制性因素，而是建立在接纳的基础之上。

感受好才能表现好。

而自我同情练习，正是让自己的感受变好的有效行动。

吉尔伯特和米勒在 2000 年研究发现，自我同情能有效激发人体释放更多的血清素，它可以增加人的信任感、平静感、安全感、慷慨感以及连接感；相反，自责则会导致人体分泌更多的可的松，这种化学物质如果长期处于高水平，将会减少我们表达愉悦的神经递质数量，引发抑郁。

麦克白和甘利在 2012 年的一项涵盖二十多个自我同情研究的元分析认为，自我同情对抑郁、焦虑、压力都有积极的影响。

杰默和内夫在 2013 年研究发现，高水平的自我同情，可以减少焦虑、羞愧、内疚等不愉快感受，增加对悲痛、愤怒、亲近感受的表达意愿。

……

所以，面对困境中的自己或亲人，自我同情是一种有效的支持技术。

如果你愿意，下面请跟我一起试一下该研究领域知名专家克里斯汀·内芙博士推荐的一个自我同情练习。

第一步，回归当下。找一个舒服的姿势，站、坐、卧皆可，将注意力放到自己的呼吸上，关注一呼一吸，让自己的注意力聚焦于此时此地。第二步，共情。闭上眼睛，想象自己最好的朋友遭遇了这一切，正陷入痛苦，而你想要给他支持、温暖，想要帮助而非伤害他，想一想，你想跟他说些什么？第三步，记录与表达。把你想说的话写到一张纸上，大声读给自己听，或者把它录下来，放给自己听。第四步，唤醒。随身携带这张纸或录音，当你感到脑海中出现羞愧、自责、自我否定等声音时，就把它拿出来，大声地读或放给自己听。

在谈完自我同情后，我再接着介绍为什么改善表现可以使用自我肯定技术。

在英国，有研究人员将被试分为两组。第一组，研究人员会随机问他们一些无关紧要的问题，重点是让他们展示自己的观点，比如"你认为最佳的冰激凌口味是香草味吗？"第二组，研究人员则会利用问题有意识地唤醒被试对自身美好行为的关注，比如"你是否曾经原谅过某些伤害过你的人？"或者"你是否曾照顾过别人的感受？"一旦得到肯定的答复，研究人员就会要求被试进一步详细描述相关行为过程。此后，研究人员会让两组被试阅读一条关于吸烟会损害健康的信息。

结果，与第一组被试相比，第二组被唤醒"自我肯定"体验的被试，他们的戒烟意愿更强烈，也更有可能开始寻找戒烟的方法。

与该研究类似，当最后一步所呈现的信息是健康饮食的益处时，第二组被试在接下来的几周内会更多地摄入水果和蔬菜。

所以，自我肯定改变的不仅是行动意愿，还有行动投入本身。

在分享了自我同情和自我肯定研究之后，为避免应用中的误解，我需要对"自我压迫"的概念做一些澄清：通常我们很容易识别指责、否定、压制、强迫等自我压迫行为，而忽略激励、说服等行为。关于自我激励、自我宽慰、自我说服的效果，在上述实验中，我们已经能够清晰地看到：在情绪困境下，它们通常毫无意义。

所以在我看来，在糟糕的感受中刻意激励自己、宽慰自己，让自己更积极些，或者让自己不要那么消极，或者试图说服自己相信、喜欢什么（不相信、不喜欢什么），所有这一切行为，都是无益的自我压迫。

在这里，我希望用一句更简洁的话来呈现这一事实：糟糕的感受中，一切将自己带离此时此刻糟糕体验的"意志"层面的努力（也就是"观察者 I"的努力），都意味着自我拒绝和自我压迫，因此都会强化而非减弱冲突。

自我放纵：只会带来片刻的欢愉或解脱

与自我压迫反应相对应的，是另一种反应模式：自我放纵。在生活中，我们可以听到很多诸如"要学会放过自己""不要勉强自己""想做什么就去做什么"之类的指导，究其本质，它们全都是自我放纵。

客观地说，在陷入心理困境后，短时间的自我放纵反应确实有助于减少内外压力，让来访者获得宝贵的喘息机会。但在这里我们探讨的不是这种短时放松，而是以自我放纵为导向的长期反应策略。

关于放纵反应的危害，在第一部分探讨感知能力时，我们已经做了分享：它会伤害感知能力，进而伤害情绪管理能力、大脑运作能力。在《反内耗》中，我也曾分享过斯坦福大学、杜克大学等持续几十年的自控力研究，自我放纵会伤害包括情绪管理、同伴关系、学业成绩、工作表现与升迁等各方面的表现。所以，在这里我不再赘述，而是重点探讨两种非常隐蔽的自我放纵行为：一种是自怜，另一种是以好奇或者上进为名的执着。

自怜

自怜是一种特殊的自我放纵：让自己在委屈、悲伤、失望或愤怒等感受中越走越远，以致丧失了行动的能力。

一个优秀的初中女生，偶尔考了一次"差"的成绩，当天放学回到家里后，她把作业放在桌上，但她没有去写，转而在作业本上专心地画了一幅画，并配了一段悲伤的文字：伤心就像一片海，而我就是那水性不佳的人，怎么也游不到对岸，只是一下一下地在海里浮沉。

然后，她看着自己的文字，默默地流泪，持续了很久。

这个女生陷入的状态，就是自怜。

在这里，我不是说自怜这种行为不可以，在受到沉重的打击后，每个人都可能需要一段时间来舔舐痛苦、处理糟糕的感受，这是正常现象——实际上，当代年轻人对自我的关注如此常见，以至于社会心理学家珍·温格将当代年轻人称为"自我的一代"。我们探讨的是，长期自怜以致丧失了有效行动能力、伤害了自我长远价值与幸福的情况。

自怜的实质，是注意力向自我的投放。在"看不见的大猩猩"实验中，我们已经看到一个事实：每个人的注意力资源都是有限的。因此，当我们将注意力投向自我时，可用于其他领域的资源自然会变得匮乏，于是，我们的生活会发生深刻的变化。

布什曼和鲍梅斯特、特温格、坎贝尔等人的研究发现，过度自我关注的人，在学业上不如别人做得好，在事业上也不如他人成功，而且在生活中他们的表现会更暴力、更激进，周围的人也不喜欢他们，尤其是在人们以为很了解他们的时候。

当然，研究发现，自我关注最大的问题还不是上述的种种表现，而是生活的幸福感与生命的价值感。丹·阿诺克和诺顿做了一项研究：他们在校园里随机选择被试，给对方一个装有 20 美元的信封，让她在当天下午 5 点之前用这 20 美元为自己或他人做点儿什么，比如给自己买个礼物，或者带朋友出去吃饭，或者捐给慈善机构。事实证明，当研究者晚上再联系这些被试，询问他们有多开心时，那些为别人花钱的被试，会体验到更多的愉悦。

人本主义大师马斯洛的一个核心研究成果，是提出了人类需要的五个层次需求的理论：生存需求、安全需求、社交需求、尊重需求、自我实现的需求。但是到了晚年，他将这五个层次的需求理论加入了"超越自我"一项，从而丰富为需要的六个层次的需求理论。这种变化，就源于他全新的发现：一味地强调自我实现的层次，会导向不健康的个人主义，甚至会走向自我中心，从而不可避免地遭遇各种心理挑战、贬低个人价值。

执着

好奇是人的天性之一，在《反内耗》中，我曾经将它标记为走出一切心理困境最有效的工具之一。

但是，好奇也有反面，比如假托"上进""好学"之名的执着。

元元被誉为学霸，在学习中，他急切地想搞清楚一切"为什么"。所以，当遭遇了一系列的挑战后，他的注意力从学习中的"为什么"转向了生命中的"为什么"：人生有什么意义？活着究竟是为了什么？

他很痛苦，因此变得非常好奇，他急于探索出宇宙与世界的奥秘。然后，他丧失了学习能力，逐渐远离了那些能给他带来现实体验的各种有意义的活动，每天只是专注地思考……虽然他每天都非常疲劳，身体动作也变得非常迟缓，但他仍然想要搞清人生的意义，而且认为自己困境的核心就是"没想明白"。

现实里，有很多像元元一样的来访者，他们在遭遇了生命的挑战后，无法面对这些挑战，转而开始思索既然人生如此痛苦，那么自己活着究竟是为了什么？其中很多人会涉猎群书，甚至去读一些艰涩难懂的哲学名著。

遗憾的是，他们不知道，这种所谓的求索，不过是一种无法面对痛苦后躲避痛苦的反应模式。在本书后面，我会带大家探讨心理痛苦真正的根源，去发现"一切心理痛苦，都根源于注意力从现实世界向思维世界的转移"这一事实。一旦搞清楚了这一点，我们就会明白，在思维世界追寻人生意义，本身就会导致生命的无意义，导致我们的人生在原有的困境中继续陷入更深、更大的困境。

当我们真的在自己的生命体验中发现了这些事实时，再看这些心理学研究成果或心理康复案例，我们就会发现一个事实：自我放纵可以带来片刻的欢愉或解脱。但从长远转变的角度看，它同样是无效的反应模式。

自我免责：只会引发更多的冲突

我们前面已经探讨过：安全是生命的第一本能。

而在"观察者 I"出现后，对生命安全的追逐，又延伸到对心理安全的追逐：确保"观察者 I"（也就是自我）的正确性与统一性。这种追逐带来了第四种无效的反应模式：指责他人并推卸自我责任。

这种推卸，有时候很容易辨识。

比如一个对妈妈有攻击行为的高中生告诉我："看到她面对我时胆小的样子，我就忍不住生气。我是她儿子，她干吗要表现得这么怕我？难道我是个坏人吗？"

一个站在窗口的孩子对屋内的母亲怒吼着："先告诉我，你究竟答不答应我的要求？如果你说'不同意'，我就立马从这里跳下去。我要是死了，就全都是你的错。"

一个玩游戏输了的孩子恶狠狠地对着父亲说："好了，别说了，我现在不玩了，你看你说得'我'都突然死了！这下你总该满意了吧？"

······

与这些明显的行为相比，有些推卸自我责任的行动却很难被识别。

一个来访者曾告诉我这样一件事：自己的儿子已休学在家。这天下午，妻子带儿子出门散心，并跟自己约好一起去吃晚饭。下班后，他匆匆忙忙地赶去与母子俩汇合，结果，因为路上堵车还是迟到了十几分钟。自己见到儿子时，他正在玩游戏。

本来上班、赶路已经让他筋疲力尽，现在，看到休学的儿子又在玩游戏，他不愉快的感受迅速增强，但他依然打起精神想与儿子互动。

他："儿子，你玩什么呢？"

儿子："瘟疫公司。烦死了，你先别跟我说话。"

"瘟疫公司？"他心里一紧，因为儿子以前玩过这个游戏，所以他知道这是一款以感染、消灭全人类为目标的游戏。"你怎么就喜欢玩这种反人类的游戏？不是跟你说了不能玩吗？这种东西传递的价值观不正确，我不喜欢你玩这种游戏。"

儿子："我今天走得太累了，而且你又迟到，我玩会儿游戏减减压怎么了？"

他："你当然可以减压，但我不允许你玩这样的游戏减压，这个游戏是反社会的，我担心你玩这样的游戏将来不知什么时候就会被洗脑。"

……

于是，父子俩迅速开始新一轮的争吵。

在这里，我并不想探讨这对父子的行为孰对孰错，我想带大家简单观察的，是这位父亲如何巧妙地规避了自己的责任：种种的遭遇，让他感受到不快；而儿子玩的游戏，又让他的内心感到不安。但是，他不知道如何有效处理不快和不安，所以，他将不安的责任抛给了儿子：你玩的游戏不健康，你不能玩游戏——他试图用改变孩子的行为来处理内心的不安。值得一提的是，这一结论，同样适用于案例中的儿子，他将自己的痛苦归因于父亲迟到。

这种反应模式背后隐藏着一种假设："对方才是我痛苦的根源，

因此要想减轻我的痛苦，对方必须做出改变，这一切都是他的责任！"关于这种假设，如果你还记得我们在思维融合部分的探讨，你就会明白：情绪是自我预测的结果。换句话说，它完全是内在的心理过程。因此，当我们忽略内在的责任，将改变的压力抛给他人或环境时，只会引发更多的冲突、体验更多的痛苦。

当然，承担责任非常难，因为这会伤害我们业已形成的自我意象——这就需要我们有体验痛苦的勇气、有效处理痛苦的技能，以及做出相应行动的意识或习惯。

在生活中，这种现象最常导致的问题，就是受害者心态：永远认为自己是对的，他人或社会才是自己陷入困境的原因。比如子女会讲述原生家庭问题，父母会讲述孩子的问题，员工会讲述老板或同事的问题，老板会讲述竞争对手或社会经济环境的问题……在受害者心态影响下，个人不仅会因为害怕失败而无法为现状承担责任，同时也会坚持认为自己应该得到他人的同情。研究显示，拥有受害者心态的人很难处理愤怒、恐惧、失望等不愉快的情绪，也很容易遭受无助、无望感的冲击，进而丧失行动的意愿和能力。

但一切心理上的转变，以及由此带来的现实生活的转变，都离不开行动的意愿以及真实的行动。

无序反应的结果：持续的挫折与习得性无助

在序言中我曾经提到过，在心理灵活性训练中，通常我会向来访者及其家人清晰地传递一个信息：我们之所以会陷入心理困境，很多时候不是因为"不努力"，而是因为"太努力"——正因为这种努力是无序的、混乱的，所以其结果通常是一次又一次反复的挫折，这就引发了一个更严重的问题——习得性无助。

20世纪六七十年代，在动物实验中，心理学家们发现了一种独特的现象：在持续遭遇无可抵抗的伤害后，大多数动物会丧失反抗能力，他们会默默地承受痛苦，而不再试图寻找解决方案。为了方便识别，他们称之为习得性无助现象。

Tips

小鼠电击实验

研究人员将小鼠A、B尾部通过电线相连，然后给予一些小的、随机的尾部电击。当电击开始时，小鼠A可以通过转动一个轮子来终止所遭受的电击；与A类似，小鼠B也有一个轮子可以转动，但不同的是，无论它怎么努力转动，也无法终止电击。实际上，小鼠B只能被动地等待小鼠A来终止电击。所以，两只小鼠遭受的电击强度一模一样，但努力的结果却完全不同。于是，实验后两只小鼠的表现变得截然不同：小鼠A的行动一如既往，表现正常，小鼠B却表现出明显的抑郁症状，同时对小鼠B大脑的检测显示，其大脑前额叶中多巴胺、去甲肾上腺素、血清素等含量都表现得更低。

在动物研究的基础上，1975年，塞利格曼等研究人员试图验证该现象对人类行为的影响。他们设计了一组实验：把学生分为三组，让他们单独待在一个屋中等待研究者。在等待的过程中，桌上有一个设备，会对前两组学生发出持续的噪音。不同的是，第一组学生无论如何努力，都不能使设备发出的噪音停止；第二组学生可以通过努力使噪音停止；第三组学生是对照，不给他们听噪音。

随后，这些学生被要求参加另一种实验。实验设备是一只"手指穿梭箱"，他们把手指放进穿梭箱的一边时，便会听见一种强烈的噪音；而他们把手指放进另外一边时，就听不见这种噪音。结果显示，第二、三两组测试者在"穿梭箱"的实验过程中，很快学会了中止噪音的方法；而第一组曾在之前的努力中遭遇挫折的学生，基本会将手指停留在原处，任凭刺耳的噪音响下去——他们已经丧失了解决问题的意愿。

为什么来访者在反反复复的努力和失败后，通常会停止全新的尝试？原因之一我们在前面已经探讨过，人的身心资源是有限的，我们没有无尽的资源可供消耗；原因之二，就是在一次次失败后，"观察者 I"开始依托于失败的经验得出指导型结论，进而让我们恐惧并本能地远离下一次可能的失败，结果我们反而因此丧失了行动能力；原因之三，就是思维唤醒的生理变化，大脑神经递质水平被影响，进而导致思维能力、行动能力与感受能力一起进入下行的循环。

到这里，我们已经探讨了心理痛苦状态下无序反应的诱因、无序反应主要的表现模式，以及无序反应的结果。在这种探讨中，我希望每个人真的能结合自己的生活体验，用全部的生命而非简单的"理智"看到一个清晰的事实：与我们的期待不同，生活中那些无序的反应模式，除了加剧心理冲突，不会给我们提供任何有益的帮助。

只有真正清晰地看清了这一事实，在突如其来的挑战面前，我们才有机会实现从无效"反应"模式到有效"行动"模式的转变。

04
"心里难"背后潜藏着个人需要的失衡

通过探讨并观察自己的生活，我们正一步步接近真相。

我们已经注意到，行动的自由是不存在的，我们时刻被感受、思维驱动着做出种种无益的反应。这些反应是无序而混乱的，因为它们不是有效的行动，所以会进一步加剧而非减弱内在的混乱。

现在，我们需要更进一步地继续了解驱动感受、思维以及行为变化的动力究竟是什么。

我们从案例的分享开始。

一个年轻的妈妈，孩子刚上一年级，她就已经开始为孩子的表现而苦恼："于老师，我觉得女儿现在被我管出问题了。她平常总会特别恐惧地问我：我要是做不好怎么办？老师不喜欢我怎么办？你是不是觉得我表现得特别差？你是不是不爱我了？我觉得，她现在特别没有安全感。可是，如果我不管她，她磨蹭一晚上也写不完作业。并且，她身上有那么多毛病，如果我放任不管，那她将来怎么办？"

试着想一想，你能看清这位妈妈是如何遭遇种种冲突的吗？

我们一起看一看。

女儿写作业磨蹭的状态，让她体验到了不安（我们在第一部分已经看到，安全感是生命的基本动机之一），她不想体验这种不安，急切地想要摆脱它（我们也看到过，自由感知世界、感知自我是生命第二种基本的动机），于是她开始控制女儿，但女儿太过脆弱，无力承担她的不安——女儿自己也变得焦虑不安。这种变化，让她感受到了亲子教育的失败（我们还看到过，维护自我意象的正确性，是生命第三种基本的动机，这里作为"妈妈"的自我意象，就是支持女儿健康发展）。

所以，这位妈妈的痛苦，就在于需要的失衡：首先，鲜活的现实与僵化的思维需要出现冲突；其次，不同的需要之间也发生了冲突。

在训练中，曾有一个正在读高三的孩子问我："我之前的咨询师说要尊重自我，我不想上学，就可以不上，我想玩游戏，就可以去玩。她说玩够了我自然就会开始努力了……可是，我现在不去上学，天天玩游戏，我早就玩够了，为什么我还是不快乐？还是不敢跟人交流？还是不知道我的未来在哪里？"

你能发现这个孩子面临的冲突吗？

在青少年身上，这种冲突是最常见的，很多孩子在陷入困境后会试图用玩游戏、听相声、看网剧、购物等活动来获得快乐，但他们真实的体验，往往是在短暂快乐之后感受到更长久的失落、无聊、无力、绝望……就像一个天天听相声的孩子告诉我："我不敢让自己闲下来，每天通过听相声很努力地去笑，但即使是在听相声的过程中，我也常常会感受到无聊、失落、悲伤、绝望……"

他们不知道，自己在用离苦得乐式的反应模式追逐内在的安全需要时，会持续伤害个体追求自我成长和人际发展等多种其他需要。

一个30多岁的年轻人，因为恐惧艾滋病而求助："害怕艾滋病这件事，已经严重影响了我的日常生活。跟人说话的时候，我会担心对方的唾沫有问题；跟客户见面，我总是不敢与对方握手，因为我担心他会有艾滋病；每次在办公室或公共场所摸了东西，我都会反复地洗手；回家见了媳妇，我也要求她换掉外面的衣服后反复洗手……我觉得自己已经没办法正常与人交往了。我该怎么解决这个问题？"

你能发现这个年轻人面临的冲突吗？

什么在驱动感受、思维发生变化？什么在驱动我们不断做出各种无效的反应？

自古以来，关于这一话题的观点一直有很多。到了近代，人本主义心理学家认为，内在的欲望、需要是人类行为的驱动力。人本主义大师马斯洛在其专著《动机与人格》中，首次提出人有生理、安全、社交、尊重以及自我实现五种需要。在生命晚期，在了解了大量的东方文化之后，马斯洛又补充了第六条需要：超越自我。

与马斯洛同为人本主义大师的卡尔·罗杰斯，因为其实践更多倾向于个体干预，所以他强调指出，只要条件具备，每个人天生都有自我实现的趋向。这种趋向，也同样意味着内在的需要。

结合这些论述，以及生活的经验，我们将发现本趟旅程中需要了解的第三个核心真相：需要是人类行动的驱动力，且不同的需要对生命的意义截然不同。任何时候，只要需要与现实间出现差异，或者满足不同需要的行动间出现冲突，都会引发持续的不安和痛苦。

在本书的第一部分，我们已经探讨了生命四种主要的需要，现在，我再继续补充观察两种重要且常见的需要。

生理需要

吃饭、喝水、休息等是人类维持生存最基本的需要，它们不可被漠视或伤害。

当然，除了基本生存需要，生理需要也涵盖了有质量的生活，比如良好的睡眠、生命的繁衍、自由体验各种感受等。

在日常生活中，来访者很容易理解基本生存需要，但对于良好睡眠、自由体验等需要往往会充斥偏见与误解。

比如对睡眠的态度。

在心理灵活性训练中，一个患有重度抑郁症的高中女生曾给我讲述了自己的经历：为了获得父母的关注和认可，她努力学习，发现这是获得被爱的有效手段。于是，她开始更加努力，并逐渐走向了自我强迫。比如曾有一段时间，为了"更努力"的学习，她每晚从 12 点到 5 点每 5 分钟设置一个闹铃，生怕自己万一睡着无法继续学习。早上 5 点，她会上床休息，6 点又准时起床上学……可惜的是，她的父母并没有将这种行为理解为孩子遭遇了心理困境，反而将之视为孩子"懂事""努力""优秀"的标志。结果，在这种持续的睡眠摧毁中，她的精神崩溃了。

与这个女生和她的父母一样，很多"成功"人士或想要"成功"的人士会认为，睡眠是浪费生命，所以他们会压缩睡眠时间，将之用于学习、工作或其他自己想做的事情。对此，他们往往会充满自豪感："你看，我每天只睡几个小时，其他的时间都用于工作，依然精力充沛，我就是这么棒！"

他们不知道，睡眠规律被打破、时间被压缩，往往隐藏着巨大的风险。

比如被抑郁、焦虑等问题困扰的来访者，常会诉说自己无法入睡，称疾病摧毁了自己的睡眠。但拉塞尔·福斯特用实证的研究发现，在抑郁、焦虑等症发病前，来访者通常会遭遇睡眠方面的问题。所以，严格地说，我们颠倒了睡眠障碍和心理障碍两者的关系：不是心理障碍伤害到睡眠，而是睡眠不足会引发或加剧心理障碍。

还有很多来访者，他们不认为自己的睡眠已被摧毁，反而觉得这是自己选择的结果，比如晚睡、昼夜颠倒、睡眠周期从 24 小时改变为 48 小时等。在他们看来，这是自己规避痛苦，或者追逐自己想要的生活所必需的部分。他们不了解，大量的研究证明，睡眠不足会导致巨大的身心伤害。

在激素层面，研究表明，每天 4 ～ 5 小时的睡眠，不仅会导致男性睾丸变小，也会导致睾酮素水平与年长十几岁的人相同——这意味着，睡眠不足会导致身体的过早衰老；在学习层面，一晚上不休息会直接导致学习效率下降 40%；在免疫层面，如果晚上睡眠只有 4 小时，那么免疫系统中自然杀伤细胞的活跃度会降低 70%；在基因表达层面，相比每天正常睡眠 8 小时的被试，每日睡眠仅为 6 小时且保持一周的被试，711 个重要基因的活动被扭曲，一半与肿瘤促进、慢性炎症、心血管系统疾病有关的基因活动会增加，另一半与身体免疫系统功能有关的基因活动则会减少。

这一切影响汇集到一起，是睡眠对健康的巨大影响。2015 年，美国睡眠医学会和美国国家睡眠研究协会报告也指出，每天睡眠长期少于 7 小时，会更容易遭遇肥胖问题的困扰，更容易出现糖尿病、高血压、心脏病、中风以及免疫功能等问题。实际上，全球曾有两个覆盖 16 亿人的睡眠改变日期：夏令时实施日（睡眠时间减少 1 个小时），夏令时结束日（睡眠增加 1 个小时）。与这两个日期相关的健康研究表明，减少 1 个小时睡眠的当天，16 亿人中心脏疾病的发病率增加了 24%；而增加 1 个小时睡眠，心脏疾病的发病率则会减少 21%。

所以，作为一种基本的生理需要，我们需要谨记：睡眠是对身心健康以及工作、学习中的优异表现最好的保护手段之一，人体睡眠需要必须被尊重。

除了保持良好的睡眠，另一种很容易被忽视的生理需要，是自由的身体体验。在第一部分，我们首先探讨的就是这一需要，在这里，我再做一个简单的补充。

什么是自由的身体体验？当身体感觉很糟时，允许这种糟糕的感觉存在，就是身体体验的自由。比如悲伤时，允许自己体验悲伤，而不是想着"我要赶紧高兴起来"；愤怒的时候，允许自己体验愤怒，而非告诉自己"我不能生气"；消极的时候，允许自己体验消极，而非强迫自己"赶紧积极起来，不要这么丧，没人喜欢你这种状态"……

初次听到这一说法时，很多来访者会充满怀疑地看着我："你是认真的吗？这样做难道不会使自己的痛苦进一步加深吗？比如难过时允许自己难过，难道不会更加悲伤吗？愤怒时允许自己愤怒，那不是会让自己的情绪更加失控吗？"

这是关于身心体验最大的误解之一。

通常，我们见到的情绪变化，都是基于体内化学信号的变化。研究发现，这些化学物质的释放，所持续的时间通常不会超过 90 秒。这就意味着，如果我们不做抗拒，允许自己去体验它们，那么 90 秒后身体体验自然会发生变化。只要我们不为它们增添动力，那么悲伤、愤怒、沮丧、绝望等不良情绪都会自然减弱甚至止息。

什么是增添动力？当我们不允许自己体验时，就是在为不愉快的感受增添动力；当我们认为自己是受害者，认为确实应该体验不愉快感受时，同样也是在增添动力。简单地说，当我们想要干预不愉快体验的过程时，就是在主动延长不愉快体验。

相对应地，如何才能不增添动力？答案很简单，注意到自己想要干预且停止干预时，就是不增添动力。比如当我们注意到自己的体验，并简单地告诉自己："好的，我注意到了这种体验，我不了解它，现在，让我看看它究竟是什么样子的，对我的影响有哪些，这种影响会持续多久。"然后静静地观察体验变化的细节，不再尝试控制它的时候，我们就是在接纳它，同时并没有为它增添一丁点儿动力。

但是，在这里我要提醒的是：自由的体验与自由的反应是截然不同的概念。通常来访者很容易将体验的自由误解为行为放纵的自由。

比如感到悲伤时，体验悲伤的自由意味着停下一切能让自己分心的行为，只是带着好奇去观察自己的悲伤（比如眼泪在眼眶里打转，溢出眼眶，顺着脸颊流淌到下巴，然后滴落尘埃中），观察悲伤带来的影响（比如浑身无力，只想躺着或蜷起身子），观察情绪的起落变化以及它的持续或演变……观察这一切而非让自己开心起来，或者不要悲伤，这就是体验的自由。但在悲伤中，来访者通常无力体验，所以他们会本能地做出无序的反应，比如寻找悲伤的音乐、悲伤的故事，让自己持续沉浸在悲伤的氛围中；或收缩身体，让自己蜷缩成一团，让自己感到弱小、无力从而继续悲伤；或者拒绝任何与悲伤不符的信息，排斥一切可能带来情绪改变的行动。这些行为，与自由地体验悲伤毫无关系，它们都是反应模式的产物，因此大多是无序且有害的。

所以，在满足生理需要的过程中，来访者需要避免将"自由反应的模式"误解为"自由体验的行动"。

游戏需要

在第一部分，我们已经探讨过生命的三种基本需要：以自我放松回归平静、以及时反馈收获快乐、以同伴互动发展有意义的人际关系。这三种需要，都可以用一种行动获得——游戏。

但受困于文化传统，我们长期将游戏行为视为洪水猛兽。

比如经典的孟母断织，讲的就是孟子痴迷游戏忽视学业时，为了教育儿子，孟母将未织成的布匹剪断，从而让孟子领悟了学习不能半途而废的道理；比如成语玩物丧志，指的就是因痴迷于游戏而丧失了持续前进、创造自我及社会价值的能力。

在这种文化的影响下，玩游戏成为一种罪恶，被人们视为不务正业。

作为父母，我们看到孩子玩游戏时，常会督促他们赶快去学习；作为个人，我们觉察到自己在玩游戏时，常会开始自责甚至进行自我惩罚，希望自己以后不再浪费时间。

但与惯常的理解不同，这里提到的游戏，同样是人类健康发展并前进的动力之一。当然，万事万物的平衡，都在于"适当"二字。只有适当的游戏，才不会是阻力，而是动力。

从 1958 年到 1966 年，美国威斯康星大学著名发展心理学家亨利·哈洛用一个连续的恒河猴实验证明了这一观点。

在第一阶段的实验中，研究者将八只刚出生的幼猴从母亲身边抱走，然后做了两只假猴子来代理它们的妈妈：一只用光滑的木头做身子，用海绵和毛织物把它裹起来，在胸前安装一个奶瓶，身体内还安装一个提供温暖的灯泡；另一只则用铁丝网编织，同样能提供牛奶和热量。

然后，他们将八只小猴子与两只假猴子放到一起，其中四只由铁丝猴喂养，另外四只由绒毛猴喂养。结果发现，无论由谁提供奶水，小猴子们在具有行动能力后，都会选择尽可能多地与绒毛猴待在一起。

这一阶段的实验发现，虽然两组猴子的食量同样大，体重增长的速度也基本相同，但由铁丝母猴喂养的幼猴对牛奶消化不良，且经常腹泻。这说明，缺少母亲的接触安慰使幼猴产生了心理上的紧张。

不仅如此，那些由绒毛猴抚养大的猴子在长大后也面临着严重的问题：它们不能和其他猴子一起玩耍，性格极其孤僻，甚至性成熟后不能进行交配。

于是，哈洛教授和同事开始第二阶段的实验。

他们将绒毛猴做成可摇动版本，这样小猴子就有了一个运动场所；此后，他们又引入正常发育的小猴子，让它们每天可以互动玩耍一个半小时。

调整后的实验发现，被绒毛猴抚养长大的小猴子，在各项能力成长上基本与正常猴子相差不大。哈洛由此提出个人健康成长的三个变量：触摸、运动、玩耍。离开了任何一个条件，人的发展都会受到限制。

与猴子一样，游戏同样是人类发展的基础。

舒尔茨、伊扎德等研究发现，父母对儿童游戏活动的压制，与儿童同伴交往能力的退缩密切相关。而帕克、希尔等发现，在儿童阶段，长期没有朋友一起做游戏的儿童，他们通常会有社交谨慎、敏感、社交技能弱等问题。

在社交之外，游戏能力还直接决定着个人的心理健康。著名的游戏心理学家布莱恩·萨顿·史密斯说过："玩的对立面，不是工作，而是抑郁。"

在心理服务过程中，我们见到的很多抑郁症患者都有一个明显的外在表现：丧失了玩的欲望和玩的能力。对他们而言，生活充满痛苦，毫无意义，"为什么要活着"是他们共同的困惑。

所以，保持适当游戏的能力，就是保护我们的身心健康。需要提醒大家的是，我讲的游戏，并非狭义的电子游戏。

需要间的冲突会引发持续的不安

内在需要是人类行动真正的驱动力量。因此，了解了这六种基本需要，我们就可以更容易地理解行为背后的原因。在此基础上，也会更容易看到自动化反应模式中存在的问题——它们会制造不同需要间的冲突。而任何冲突都会引发不安，因为无法有效处理不安，来访者的生活将陷入安全感陷阱（指为了满足安全需要，而伤害其他更珍视的需要，比如亲情、爱情、个人成长、自我价值实现等），变得混乱而无序。

小章陷入严重的心理困境已有多年，她最大的恐惧之一，是母亲对自己的忽略和轻视。因此，她对母爱的索取有时会表现出近乎疯狂的偏执。这一天，她的父亲给我发来一段小章与母亲吵架的录音：

小章（愤怒地质问）："你说你爱我吗？你明明知道我已经两个小时没喝水了，为什么不先问问我渴不渴？"

妈妈（小声地辩解）："这不是你爸爸找我吗，所以我要先看看他有什么事儿。"

小章："哦，他一跟你说话你就赶紧过去了，你把我当什么了？为什么我跟你说话你就这么不在意？你就不能先跟我说完再去找他吗？"

妈妈："我这不想着咱俩一直在一起，所以你爸找我，我自然想先听听爸爸有什么事儿嘛！"

小章："行，你去听吧。我知道，你就是不爱我，就是讨厌我，想赶紧离开我。既然这样，你就赶紧离开这儿，我不想再见到你。"

……

小章的行为是混乱的：她渴望得到妈妈的关注，渴望得到妈妈的爱，也渴望妈妈的爱所营造的安全感，这些都是她的核心需要；但在失望、沮丧、愤怒等不愉快感受的驱使下，她想要重获身心的安宁的行动，是面对妈妈时毫无保留的愤怒，是伤害性的语言和动作——无法有效处理内心的不安，让她落入了安全感陷阱。

结果，在小章攻击性的语言之下，母亲开始被恐惧、无助、愤怒等感受控制。当她陷入自己的感受时，回应小章需要的能力迅速下降，结果让小章离目标越来越远。

与小章试图控制母亲来获得安全感不同，有些来访者，控制的对象是自己。

小凯上大学时，被诊断为焦虑症。为此，他做了很多努力，希望彻底解决自己的焦虑问题。但遗憾的是，无论他如何努力控制，都无法摆脱内心的焦虑感。毕业后，他告诉家人自己不能工作，因为不能容忍身边有人，不能容忍别人看着自己……但在家人的帮助下，他最终还是努力控制自己，开始正式上班。

之后，他每天开始特别恐惧同事谈论聚餐，尤其是他们邀请他的时候，他开始寻找各种理由拒绝。有一次，因为一个同学过来出差，没办法，他必须要陪对方一起吃顿饭。结果在餐桌上，他突然感觉不适，心跳越来越快，心脏就像要蹦出来似的。同时，他感觉自己手脚冰凉、头皮发麻，感觉生命即将远离自己……惊恐中，同学把他送到了医院。结果，除了心跳过快，他根本没有其他心脑血管疾病。

这是他第一次惊恐发作。之后，他对自己的身体感觉越来越恐慌，时刻留意寻找每一个不良的感受以便预防惊恐再次发作。但这种过度的关注，导致他开始在更多的场合下惊恐发作。他开始怀疑自己是不是得了心脏病，并到多家医院反复检查。虽然每一次医生都会拿着诊断结果告诉他心脏没事，但他依然恐慌不已。

同小章一样，小凯也陷入了安全感陷阱，只是他尝试的做法不是控制他人，而是拒绝自己鲜活、真实的身体体验。

我们在前面说过，不安包含两个不同的层面，一是身体体验，二是思维体验。所以，在控制身体体验之外，很多人还会追求控制自己的思维，比如"不能有极端念头""不能总这么消极""要多想些开心的事情"……

这种控制，同样侵犯了自由体验的需要。在心理学研究中，有一个著名的"白熊／小粉象"思维控制实验——要求被试在 5 分钟内不要想"白熊／小粉象"。结果发现，越想控制，其出现的频率越高；而当思维松懈下来，不再试图控制时，其出现的频率反而不那么高。

因此，我们看到了一个新的事实：任何需要间的冲突，都会引发不安。如果无法有效地处理不安、无法满足生命对安全感的需要，我们就将无法从被动反应模式转变为自由、主动的有效行动模式。而如果没有这种转变，我们就不可能终结心理痛苦。

于是，在这个事实的驱动下，我们自然来到了一个全新的问题面前：如何有效满足生命对于安全的需要?

05
一切心理痛苦，皆源于注意力的转移

前面我们已经了解到生命中的三个核心事实，面对生命内在的不安，我们急切地想要做出反应，想要有所作为，但是：

第一，我们没有行动的自由——所谓的自由行动，不过是种幻觉。我们一直在自动化的感受与思维驱使下，延续着固定的反应模式。

第二，在心理世界，这些自动化的反应并非有效的行动，它们带来的只是更大的无序与更持久的混乱。因此，在心理困境中，我们业已习惯的行为与"专业"教导，如依感受行动，或者"想明白"就能走出困境等，不过是暂时有效却长远有害的谎言。

第三，这些无序与混乱的背后，是生命不同需要间的失衡与对立。在日常生活中，每个人都有生理层面和心理层面的多种不同的需要，任何需要间的冲突，都有可能进一步强化而非解决原有的不安，进而造成更强烈的心理冲突。因此，要想终结心理痛苦，我们就需要有能力采用全新的行动，从而终结生命内在的不安。

这就意味着，我们需要进一步深入探讨"不安"究竟意味着什么。我们已经了解到，自我的形成中伴随着"观察者 I"和"被观察者 Me"的自然分裂。因此，生命内在的不安，包含了两个截然不同的部分：一是以"被观察者 Me"的体验为核心的生理层面的不安；二是以"观察者 I"的评判为核心的心理层面的不安。前者是以激素、神经递质等为基础的生理释放与体验过程，后者则是以对生理变化进行分析、评判为基础的思维活动过程。

因此，对不安的处理，势必要涉及这两个不同的过程。现在，我们将探究这两个过程，看看心理痛苦究竟源于什么。但在探究心理痛苦的本源之前，我们还需要进一步了解自己生活的世界。

现实世界与思维世界

我们的生活，包含了两个截然不同却又时刻可以彼此转化的世界：一个是建基于鲜活的、变动不居的体验之上的现实世界；另一个是建基于过往经验、分析思考之上的思维世界。要想了解痛苦的根源，我们就要有能力认识并识别它们。

我们先看看现实世界。

在今天的文化氛围下，"活在当下""接纳""此时此刻"等概念已成为流行语。但与此相对应的是，很少有人真的了解什么是当下、什么是接纳、什么是此时此刻。

在心理服务中，几乎每个来访者都会讲述自己理解的当下：

"我知道什么是当下。比如我现在的生活状态很糟，我的工作能力很差，被抑郁、焦虑等问题困扰了多年，什么事情都做不好，这就是我的当下。"

"我练过正念啊。你看，假设我拿着一颗葡萄干，我能看到它，能感觉到它，能尝到它……这些不就是当下吗？"

"我把注意力放在呼吸上，只是简单地观察一呼一吸，观察自己气息的变化，以及气息变化时身体的变化，这就是当下。"

这些真的是"当下"吗？在这里，我暂时不给结论，我们先一起了解什么是我们生活的现实世界。

现实世界，简单来说，就是正在发生的、鲜活的、变动不居的外部自然与内部生命的运动。它的核心特征是，既不受"观察者 I"意志的掌控，也不受"被观察者 Me"觉知能力不足的限制。

无论我们愿意不愿意，觉知或不能觉知，它们都在如实运动着。

为了方便大家更好地认识现实世界，我将它归纳为三类运动。

第一类运动，相对容易理解，就是外部世界客观存在并正在发生着的一切。

比如在北京，冬日清晨 6 点，天还有些暗，站在家门口的公园里或城外的山野中，我仰头就能清晰地看到高悬夜空的北斗七星；慢慢地，天色开始变亮，北斗七星隐去，接着我能看到空中绚丽的彩霞，也能看到一点点浮出天际的朝阳；然后，我们能注意到开始浸润阳光的大树，在风中摇曳的树枝，在枝头欢呼雀跃的小鸟，以及粗糙的树皮、盘根错节的树根……你又留意到站立于朝阳下正在观察一切的自己，留意到身边行色匆匆的路人……这一切，都如实存在并不断运动变化着。

这是最容易理解的现实世界。

第二类运动，很多人都会忽略，那就是身体正在发生并持续变化着的体验。

比如太阳出来前，风吹在脸上，我们会感觉有些冷；慢慢地，当太阳升起后，阳光照在裸露在外的脸上和手上，我们迅速体验到温暖；这时，我们对着太阳扬起手臂，做出拥抱太阳的姿势，很快，肩膀、胳膊等处的肌肉就会感觉疲劳；因为没吃早饭，我们的肚子此时可能会咕噜噜地叫；有意识地观察呼吸，我们会感觉到冰凉的气息通过鼻孔进入胸腔，然后在呼出时会变得温暖，并呈现出一道长长的白气；深吸一口气，然后屏住呼吸，很快我们就会感受到自己胸腹间的不适，感受到心跳速度的加快……这一切正在发生的身体内外体验，也都是如实存在的，无论我们是否清晰地觉察到，或者想要 / 不想要。

这就是身体体验层面的现实。

生活中，有一种身体体验的现实很容易被忽略，就是我们正在遭遇的不愉快的身体体验，如牙疼、头疼、肌肉酸痛、肠胃不适、呼吸困难、心跳剧烈、濒死感出现等。当如实地觉察这些痛苦时，我们同样是生活在现实世界，但很多人会将它们误认为是心理痛苦。后面我会进一步介绍两者的区别。

第三类运动，如果不通过有意识的练习，很多人根本关注不到，那就是脑海中每时每刻都会出现快速变动的思维，以及由思维活动所认识到的客观世界与心理世界客观的运作规律——也就是本书第二部分一直在探讨的心理痛苦的真相——心理运作之"道"。

前者，比如在之前的场景中我们体验到冬日清晨的寒冷时，会自动浮现出一个念头"真冷啊，多穿件衣服就好了"，或者"真是冻死了，我得赶紧回家"；看到朝霞、日出、光影下的树木、楼房等景物时，我们脑海里可能会突然蹦出一个念头"好美啊"，或者另一个念头"太阳都出来了，我得赶紧回家收拾下，然后去上班"……这些念头的出现和变化，也都是如实存在的。

后者，包括我们前面已经呈现的多种心理世界的真相，比如我们是感受人而非理智人，我们时刻生活于思维故事中并被其持续影响，我们受到离苦得乐反应模式的驱动，我们没有行动的自由，无序的反应会造成更大的生命冲突，等等。所有我们已经呈现或者尚未呈现的生命真相，无论思维喜不喜欢、愿不愿意，它们都是如实存在的。因此，当我们觉察到它们时，我们也是生活在现实世界。

由此，变动不居的外在自然运动、内在体验运动，以及此时此刻的思维活动，三者共同构成了现实世界。任何时候，只要我们将注意力投射其中，我们就是生活于现实世界，也就是所谓的"当下"。

以此为标准，你能辨别前面来访者讲述的"当下"究竟是否是"当下"了吗？

在我给出答案前，我们先继续了解与现实世界对应的另一个世界——思维世界。

与鲜活、变动、客观存在的现实世界不同，思维世界建构于过去的经验，以及回忆、分析、比较、判断、假设、推理、计划、怀疑、否定等思维活动之上，它的存在完全依赖于个人身心资源的投入。当我们投入资源，开始进行回忆、假设等思维活动时，一个新的思维世界会迅速诞生；当我们收回资源，将注意力从思维活动转回现实运动时，这个全新的世界会在顷刻之间烟消云散。所以，我们自己就是思维世界的创造者与毁灭者，而支撑这个世界存在的核心资源，则是我们的注意力、记忆力、自控力等身心资源。

这就是我们生活的两个世界。每时每刻，它们都可以互相转换，区别仅仅在于，我们将注意力投向何处：关注事实，我们就生活于现实世界；融入思维，开始进行回忆、分析、评判、选择等思维活动，那么我们就瞬间进入了思维世界；突然觉察到大脑正在"回忆、分析、评判、选择"，瞬间我们又会回归现实世界。

到了这里，你可以分辨下面这三句来访者的话究竟是否是"当下"了吗？

"我知道什么是当下。比如我现在的生活状态很糟，我的工作能力很差，被抑郁、焦虑等问题困扰了多年，什么事情都做不好，这就是我的当下。"——这种表述，完全是一个思维的过程，如状态糟、能力差、抑郁、焦虑等，都是记忆的结果，因此，这位来访者说的不是当下。

"我练过正念啊。你看，假设我拿着一颗葡萄干，我能看到它，能感觉到它，能尝到它……这些不就是当下吗？"——这种表述，只是虚假的当下。当下就是生活的每时每刻，而非某种刻意的活动。吃葡萄干、观呼吸、静坐等练习可以帮我们触摸当下，但它们本身绝不是真正的当下。

"我把注意力放在呼吸上，只是简单地观察一呼一吸，观察自己气息的变化，以及气息变化时身体的变化，这就是当下。"——当我们觉察呼吸的此时此刻，它确实就是当下。但是，当下不仅仅是指呼吸，它是指鲜活的生活体验。在心理服务中，很多教授正念、冥想等技术的专家同样会遭遇心理问题的困扰，原因就在于，他们的当下很容易囿于呼吸等特定的观察，结果反而变成了对生活体验的逃避。

我说过，现实世界与思维世界随时都可以发生转化，其核心在于注意力投放。

为了方便理解，我举一个简单的例子。比如当我们照镜子的时候，看到自己的头发、眼睛、鼻子、耳朵、嘴巴等细节，也注意到己的表情变化等细节，当我们如实地关注这些细节时，就是生活在现实世界。

当我们看着自己的眼睛，一个念头悄然出现："天啊，我的眼睛怎么这么黯淡？想想十几年前，它们可都闪烁着灵光呢！唉，看样子真是年纪大了……"此时，我们瞬间就远离现实世界而进入了思维世界。

当我们注意到自己念头的变化，发现"哦，天哪，我注意到自己刚刚有了一连串的念头，它们在对我的眼睛进行回忆和评判"时，我们瞬间又从思维世界回归现实世界。

当下一个念头出现，比如"它确实是没有灵光了，这不是我的念头，而是确凿无疑的事实"时，我们又开始了评判式思维，那么瞬间又从现实世界进入了思维世界。

……

任何时候，只要我们注意不到念头，相信了它所讲述的故事，或者从它所讲述的故事中看自己、看他人、看世界时，我们就是从现实世界进入了思维世界。

这个互相转变的过程，随时随地都可能发生。

了解了这两个世界，以及识别它们的方法，我们就可以更加清晰地观察自己的生活。在这种清晰的观察中，我们很容易发现不安究竟意味着什么，以及不安的有效处理方案究竟是什么。

现实痛苦与心理痛苦

现在，我们将视线重新转回对内在不安的问题上。

几千年来，减少或远离不安一直是人类文化与社会发展的核心动力。

那不安究竟是什么？它又是如何出现的？

前面我们已经说过，在成长中，"观察者 I"和"被观察者 Me"自然地分裂，将我们的生命体验分成了两个截然不同的过程：现实体验和思维活动。任何心理痛苦，都离不开这两者的互动："观察者 I"无力与"被观察者 Me"感知到的身体内外信息的变化（现实体验）共处，所以它会第一时间寻找匹配的原因，想搞清"为什么"，以决定接下来该"怎么办"。这一过程，就是有意或无意的意识活动过程（思维活动）。

　　意识活动的基础，是过往的经验。这种依托于经验基础上的解读，是一切心理变化的根源。

　　一个被强迫行为困扰的来访者，曾这样分享自己的体验："生活中，我有很多在别人看来莫名其妙的行为，比如关灯必须摸三下，买东西必须拿第二个，关门后必须再摸三下门把手，锁车时必须摁三下锁车键，打字时只要打错一个字，就得删除一整句话重新再打……"这些反应背后的原因，他非常清楚。"我已经忘记了当时为什么会这样做，但现在如果不做，我心里就会感觉不安，总感觉会有不好的事情发生。"

　　在这里，你能清晰地注意到为什么他会被重复性行为困扰吗？"被观察者 Me"体验到了不适，但"观察者 I"拒绝与这种体验共处，所以它基于过往某次的成功经验，发出了反应指令："再摸三下 / 再按两次 / 删除重打，否则会有不好的事情发生。"

　　为了更好地理解这一心理变化过程，在这里我们一起观察一个常见的现象——"被观察者 Me"的现实体验：呼吸急促，心跳加速，手、脸出汗。

　　不安就孕育于这种变化之中。

　　被抑郁、焦虑、强迫、创伤、社交恐惧等问题困扰的来访者，对这种体验并不陌生。实际上，在它们出现时，有心理困扰的来访者的大脑会自动搜集各种背景信息，开始相关的思维预测活动。

解释一：我有"社交恐惧症"或"我的焦虑症发作了"。

"天啊，糟糕的体验又来了，我还是太紧张，不能接触跟学习有关的一切刺激。"

或者："感觉太糟了。看样子我还是没办法出门，你别逼我。实际上，只要一想到出门后的场景'所有人都盯着我，我的一举一动都在别人的监视之下'，我就感觉自己浑身难受，简直要崩溃了。"

或者："我还是没办法原谅爸爸。一想到小时候他对我的伤害，我就非常痛苦。我永远都不可能原谅他！"

……

当然，在这些自动化解释之外，"呼吸急促、心跳加速、手脸出汗"这种体验，还有更多可能的解释。

解释二：饭菜太辣。

研究发现，辛辣食物中的一些复合物会激活人体中一种叫"伤害性感受器"的感觉神经元——包含热觉感受器和冷觉感受器。当我们吃辣椒时，热觉感受器被激活，大脑会自动预测嘴里起火，于是身体自动做出调整反应，包括流汗、心跳加速、快速呼吸等。

实际上，吃辣椒引起的身体本能反应跟身体应对危险状况的本能反应是一样的。但为什么我们不觉得有危险？原因很简单，"观察者I"根据环境信息得出一个信息结论：这是吃辣的正常反应。

想象一下，当这一信息结论出现后，你还会感到痛苦吗？很难。

实际上，几乎没人会因为吃辣椒流汗而自责难过。那么，在这种情境下我们什么时候会遭受伤害呢？答案也很简单，在唤醒经验并开始做出选择、判断的时候。

比如吃辣椒的时候，如果以往的经验让"观察者 I"渴望辣的刺激，那么在信息结论的基础上，它会得出情绪结论——真好吃；但如果以往的经验让"观察者 I"畏惧辣的刺激，那么信息结论带来的会是截然不同的情绪结论："太辣了，我真不该来这家饭店！"

在这里，我们已经可以清晰地看到，"呼吸急促、心跳加速、手脸出汗"等正在发生的现实不会引发心理痛苦，而对现实的解释、做出选择、判断才会引发心理痛苦。

解释三：一见钟情。

当面对心爱的人时，"被观察者 Me"同样会体验到心跳加速、呼吸急促、双颊绯红、手脸出汗，这与恐惧反应是一致的。因此，在恋爱场景下，"观察者 I"会将这些体验自动解读为"我恋爱了"。这种解读，同样有可能引发两类截然不同的情绪：一类是愉悦，因为"观察者 I"渴望这段恋情，所以当恋情真的发生时，它会体验到巨大的愉悦和幸福；另一类是痛苦，如果"观察者 I"恐惧这段恋情，就有可能体验到不安、羞愧、自责等负面感受，比如"我已经结婚了，怎么能对另一个人动心呢？这是不对的，我不能背叛我的爱人……"

当然，在前三种解释之外，还有很多关于"心跳加速、呼吸急促、手脸出汗"的不同解释，比如运动、感受、兴奋等。这些不同的解释，都会唤醒不同的思维活动过程，也会激发不同的情绪体验。

实际上，当我们真正了解了自主神经系统的工作机制后，我们就会知道，"心跳加速、呼吸急促、手脸出汗"等反应，只是交感神经活性增加所引发的自然变化，它与任何痛苦或快乐都无关。真正让我们感觉痛苦或快乐的，是这些体验引发的思维活动。

仔细观察自己的生活，我们就很容易发现这一点。现在，我们一起做两个简单的练习。

第一个：不带评判地自我观察

找到一面镜子，看着镜子里的自己。

现在，试试描述一下自己身体的细节：先说说你的身高、体态、性别，再说说你的头发式样，以及颜色、长短、疏密，然后描述下你的眉毛、眼睛、鼻子、嘴巴、耳朵，再描述下你的衣服、裤子、鞋子。

……

给自己两三分钟的时间，专注地练习这件事。

现在，当你回味刚刚过去的几分钟时，你发现了什么？

当你专注于如实地观察与表达时，你的感觉如何？是否有任何的心理痛苦出现？如果你真的是在觉察，而非走神，或者在觉察时不断做出各种评判，比如"我个子很矮，头发毛糙，五官不美，衣服不是名牌"，那么你一定会体验到专注、内心的祥和与平静。

第二个：自我评判

现在，试试做出类似我上面所讲的那些自我评判。比如，跟一个你认可的朋友或著名的影视明星相比，你的五官、外貌、衣着等看起来如何？如果你的评判是自己比他们更好，是不是会体验到自豪、骄傲的感受？如果你的评判是自己很差，完全无法与心中的明星相提并论，那么会不会为自己感到悲伤？会不会在比较时感到烦躁，想要迅速停止这种毫无意义的比较？

这个体验过程，进一步呈现了现实世界、思维世界与心理痛苦的关系：任何时候，当我们清晰地觉察到外在环境的变化、内在体验的变化，或者大脑思维的变化（也就是我前面介绍过的现实世界的三个领域）时，我们都会体验到内在的祥和与平静，而非种种心理痛苦；任何时候，当我们的注意力脱离了现实世界，进入思维世界时，各种痛苦或愉悦的体验就会接踵而至。

所以，这才是一切心理变化真正的根源：个人的注意力从客观存在的现实世界进入了以回忆、分析、评判为核心的思维世界；或者正好相反，从无尽的思维世界回归此时此刻的现实世界。

不安与快乐，都蕴含在这一简单、清晰的变化过程中。

在一次对话中，女儿同我分享了一段自己的生活体悟。

女儿："爸，你说人为什么会害怕黑夜呢？"

我："可能是人太习惯于确定性吧，比如控制自己想要看清周围的世界。"

女儿："我认为人之所以会害怕黑夜，就是因为没有能力抬头看看星空。晚上不管有多害怕，我只要抬头看到星星，所有的恐惧都会在瞬间烟消云散，只剩下一句'哇'的赞叹和浩瀚无垠的美感了。"

这虽然只是一个 15 岁孩子的体悟，但它真实呈现了心理痛苦的有效处理路径：任何时候，只要我们的注意力回归并专注于现实世界，一切心理痛苦都将不复存在。

在日常生活中，每个人都可能遭遇各种不愉快的情境、体验不愉快的感受。但为什么有时它们会变成心理痛苦，比如恐惧、愤怒、悲伤，而有时它们只是体验，如心跳加速、出汗，且转瞬即逝？差别就在于我们的注意力停留于何处，是现实世界，还是思维世界。

一旦看到了这一真相，我们自然就能清晰地分辨一些流行理论的真伪：比如论述心理痛苦根源时常见的原生家庭论、父母祸害论、环境不公论、性格缺陷论等。所有这些理论，都有自己的支撑依据，但它们无一例外地都忽略了内在不安发生发展的现实过程，因此，它们呈现的都不是无可辩驳的事实，而只是建立于"观察者 I"经验之上貌似正确的解释。

这种解释导致了对"为什么"的不完整、不准确的解答，建基于有偏差的"为什么"之上，关于"怎么办"的行动，也就势必会出现问题。为什么很多人在不安中苦苦挣扎多年，却始终收效甚微？原因其实很简单，我们搞错了根源，走错了方向，用错了解决方案。在解决问题的道路上，我们一直在南辕北辙却毫不自知。

所以，如果我们真想走出抑郁、焦虑、恐惧、强迫等心理困境，真想获得个人内在的自由与力量，就必须重新认识这一被忽略的事实：我们自己的注意力停留于何处，才是解决问题的关键。

基于这种全新的事实，我们能发现另一个清晰的事实：内在不安的处理，已经彻底变成了个人可掌控、也需要由个人掌控的领域。

除了自己，没人能终结个人内在的不安。

生活中，我们常能听到很多父母说，"只要孩子好了，我的抑郁 / 焦虑自然就好了"，与之类似，很多来访者也会说，"只要改变环境 / 给我钱，别管我 / 不再伤害我，我就能顺利地康复"。现在，你可以自己判断这些话的真假了吗？

愉悦或不安，注意力灵活性才是核心

通过观察自己的生活，我们已经发现：当注意力真的驻留于现实世界时，我们体验到的只会是专注、平静、放松；只有当它从现实世界转向思维世界时，愉悦或不安等感受才会出现、延续或发展；同样，只要注意力从思维世界回归现实世界，我们会再次走出愉悦或不安的感受，重新回归专注、平静与放松的状态。

实际上，随着脑成像研究的发展，这一结论也得到了实证的支撑。研究人员发现，对自我情绪的警觉，或者对外在环境与他人状态的警觉，会增加大脑腹外侧前额叶皮层的活性，与之相对的，则是杏仁核活性的降低（杏仁核活性增加通常意味着悲伤、愤怒、焦虑等情绪的出现或压力的增加）。这就意味着，任何时候，只要我们的注意力能投放于现实，我们的现实体验就会得到改善。在前面，我曾简单提及诺曼·法布及其同事针对抑郁症患者的大脑成像研究，他们发现，被试的大脑内侧前额叶皮层（通常与对自我相关的材料的分析相联系）和右侧脑岛之间有很强的联结——这意味着一点不愉快的感受，就会唤醒自我分析，从而让注意力远离当下，陷入思维体验；但是，当他们经过八周正念训练后，其内侧前额叶皮层会有显著的缩减，右侧单侧网络活性增强，包括外侧前额叶皮层以及内脏躯体的区域（如脑岛、次级躯体感觉皮层、顶下小叶）等——这表明练习后，大脑将注意力更多聚焦于当下体验，而非自我分析式的思维体验（自我故事）。

在脑成像研究外，还有更多实证研究呈现了注意力调整的价值。在这里，我介绍三个不同的研究。

第一个研究，是哈佛大学心理学博士马特·克林斯沃斯主导的。他开发了一个软件，通过手机实时监测 15000 多名来自全球 80 多个国家，从 18 岁～ 80 岁，从事 86 种不同职业的志愿者。其工作原理，就是让研究人员可以在每天随机联系这些志愿者，询问他们三个不同的问题：一是当时正在做什么，研究人员罗列了 22 种不同活动，包括吃饭、看电视、工作；二是当时大脑正在想什么，是聚焦于正在做的事情，还是在想些与当时活动无关的事情；三是即时感受是什么，衡量标准从非常差到非常好。

通过该软件，他们共搜集了超过65万条即时信息。从这些浩如烟海的信息中，他们得出了两条明确的研究结论：

其一，人类有一个独特的能力，走神——就是当我们正在做一件事时，大脑里却在想着另一件事。比如一个人正坐在办公室的电脑前工作，但大脑里正在想的可能是一会儿和谁到哪里吃些什么，或者想着昨天晚上和媳妇大吵了一架后今天该如何赔礼，或者想着下个月五一放假时带着妻女去哪里旅游……研究表明，平均有47%的时间，人们大脑里想的和正在做的完全是两件不同的事情，在工作中，有50%的时间人们都在走神。

其二，当人们的注意力集中于正在做的事情时，其报告的幸福指数，远超过他们走神时候的幸福指数。换句话说，当我们丧失注意力灵活性，从现实世界进入思维世界时，生活的满意度、幸福感就会下降。有些人可能认为，当面对不愉快的事情时，转移注意力会有助于提升幸福感。但研究数据给出了相反的结论：即使在做一些无聊、单调的事情时，走神也会让幸福感降低，而不是让人感到更快乐。

第二个研究，是津巴多教授几十年中关于心理干预的时间模式理论研究，以及近年来在创伤后遗障碍、抑郁、焦虑等领域的实证研究。

津巴多教授发现，来访者的时间模式，包含过去、现在、未来三个状态，每一个状态中，又包含积极与消极两种类型。在几十年的研究中，他发现那些生活幸福、快乐的人，其时间模式基本表现为更多关注积极的过去、适度享乐的现在，以及积极而充满希望的未来；而那些遭遇心理痛苦的人，其时间模式更多表现为消极的过去、宿命的现在，以及焦虑／绝望的未来。

在此基础上，他发展出一套针对心理困扰的时间观干预技术：指导来访者重建注意力灵活性，更多关注积极的过去和适度享乐的现在。这套注意力干预方案，率先在美国退伍军人创伤后应激障碍治疗中得到了有效验证。一项针对创伤后应激障碍患者三年半的干预研究显示，那些几十年无法摆脱困扰的患者，在接受了新的时间观疗法后，87%的患者报告症状减少，100%的患者降低了自己的抑郁等级。此后，时间观疗法在焦虑、抑郁等咨询实践中也得到了越来越多的验证。

第三个研究，是德韦克教授推动的发展心态研究。

自20世纪70年代以来，德韦克教授一直在研究一个现象：在困难面前，为什么有些人会坚持不懈、锲而不舍，而另一些人却知难而退，放弃挑战？正如我在心理服务过程中遇到的很多被抑郁困扰的青少年，他们习惯于悲伤地表达："没用的，我改变不了目前的这种状况，我已经绝望了，看不到希望。"在表达之外，他们的行动呈现出的特征也是放弃努力、安于痛苦的现状。

对此，德韦克教授在大量跟踪研究基础上提出了一个具有世界级影响的观点：心态差别决定了我们如何看待世界，以及如何行动。她认为，在思维模式中，有两种主导心态：成长心态和固定心态。所谓成长心态，指人们将自己的表现、能力、个性、特征等方面看作是可以动态发展、不断提高的；而固定心态，与成长心态恰好相反，认为自己无力改变能力、个性、特征等方面，因此无法改善自己的表现。

研究发现，不同的心态模式，会直接导致孩子在学业成绩、社会交往、工作表现等领域的差距。

成长心态对学业成绩的影响

卡罗尔·德韦克（斯坦福大学）、丽萨·布莱克威尔（哥伦比亚大学）、卡利·特泽斯尼夫斯基（斯坦福大学）对 373 名刚升入七年级的孩子做了两年追踪，研究不同心态对数学成绩的影响。

实验中，他们首先测试了这些孩子的心态。拥有成长心态的孩子，认为学习本身比分数更重要，他们关注努力，相信自己在一件事情上投入得越多，就会做得越好。如果一次测试成绩很糟，他们会认为自己应该更加努力学习，或者应该尝试采用不同的学习策略。而拥有固定心态的孩子，则正好相反，他们认为"看起来聪明"比学习更重要，认为努力学习是笨孩子的事，而聪明的孩子不用努力就能取得好成绩。如果一门课的成绩糟糕，他们会认为这是因为"我没有这方面的天赋"，所以，他们所采用的方案不是努力学习，而是不再上这门课或者考试中作弊。

在研究中，心态的差异带来了戏剧性的表现差异：刚上七年级的孩子的数学成绩测试显示，不同心态的孩子成绩基本相同。但随着学习难度的增加，拥有成长心态的孩子展示出了更强的学习毅力。到第一学期结束时，他们的平均成绩表现远远超过了拥有固定心态的孩子。这种差距，在随后两年的跟踪研究中还在持续扩大。

德韦克教授所说的心态，就是我们探讨的注意模式：当注意力更多关注于个人可发展性时，就是发展心态；更多关注于不可改变性时，就是固定心态。所以，其核心依然是注意力的灵活性。

在学习成绩之外，这种注意力投放模式，也决定着个人人际关系的发展。比如在成长心态下，人们相信个人是可成长、可改变的，因此，会更自信地面对关系中存在的问题，并想办法去解决；而在固定心态下，被试更少谈及关系中存在的问题，也很少去解决这些问题。

现在，有了个人体验的指引，有了大量实证研究的支撑，我们可以确认一个新的清晰的事实：注意力灵活性，会直接决定个人的生活状态。因此，在终结内在不安的道路上，我们有了一个全新的方向：重建注意力灵活性。

注意力灵活性是种能力。关于如何重建，我们会在第三部分进行探讨。在这里，我想提醒大家的是：非常幸运，注意力灵活性是终生可练习的。

阿米什·基赫是一位专注于注意力脑机制研究的神经学家，她发现，在压力环境下，被试的注意力支配能力通常会逐渐降低，但如果这些被试得到了有效的指导和练习，那么，他们在压力环境下的注意能力至少可以维持不变。如果来访者用了更多的时间做相应的注意力提升练习，那么其注意能力甚至会在压力下表现得更高。

到此为止，我们已经清晰地呈现了生命的四种核心真相。我们没有行动的自由，只是在依据本能或习惯做出自动化的反应，而这些反应在心理世界很可能会引发更大的无序与混乱。这一切混乱的根源，是注意力从现实世界向思维世界的转移。

那么，注意力转入思维世界后会发生什么？为什么说这是一切心理痛苦的根源呢？下面，我们将进一步了解思维究竟意味着什么。

06
心理世界，思维的实质就是二元冲突

我们已经清楚地看到：清晰地觉知内外发生的一切活动时，"观察者 I"是不存在的，此时我们会身处"无我"且毫无心理压力的现实世界；当注意力从觉察进入以衡量、比较为核心的回忆、分析、评判、选择等思维活动时，我们会迅速远离现实世界，并进入以"自我"为核心的"观察者 I"主导的思维世界，这一自动化的转变过程，以及可能伴随而来的在思维世界持续的留恋、徜徉，是心理痛苦真正的根源。在真相二中，我们曾经一起探讨过"无序的反应必然会加剧混乱与冲突"，为什么会这样？原因就在于我们已经习惯了在思维层面解决问题，而思维恰恰是一切心理困境的诱因而非解决方案。

但在进一步探讨思维在心理世界的消极作用之前，我有必要重新澄清思维在现实世界的积极价值。在前面，我们已经看到思维是"观察者 I"依托于过往经验发展、成熟的结果，其核心作用在于让人类更好地认识现实世界的运行规则，从而更有效地预测并适应现实世界，以及更好地改造世界。毫无疑问，离开了对思维的有效使用，我们甚至连基本的沟通都无法做到——语言同样是思维概念化的结果。所以，在现实世界，思维能力至关重要，它直接决定着我们的生存状态。

但是，心理世界的运行规则与现实世界的运行规则截然不同。生活中，很多人会将解决现实世界问题的习惯应用于解决心理问题，这导致产生了持续的冲突和更大的痛苦。所以，在开始有效行动之前，我们必须深入地了解心理世界的运行规则。我们前面所呈现的一切，都在试图揭开这些规则的面纱。

所以，思维对现实世界的有益性和对心理世界的伤害性，两者并不冲突。一旦我们了解了这一点，就可以终结毫无意义的争执，开始进一步探讨思维与心理痛苦的关系：为什么注意力进入思维世界是一切心理痛苦的根源？

思维的衡量、比较会引发二元冲突

我反复强调，解决一切问题的基础，是清晰地了解问题。所以，要探讨思维，我们就需要先澄清一个问题：思维是什么？

实际上，前面我们已经在对 X 发展的探讨中说过，思维不是人类先天就有的，它是 X 发展过程中依据个人经验逐渐习得的。所以，无论它的内容、形式如何千变万化，它的实质是不变的——思维是个人过往经验的产物，因此，它的本质就是"自我""过去"。

这就意味着，一旦注意力从"无我"的现实世界进入以"自我"为中心衡量、比较的思维世界，我们就将迅速制造出过去与现在的对立：这是"好的／坏的""善的／恶的""正确的／错误的""应该的／不应该的""喜欢的／不喜欢的"……

这种评判，就是期待，就是对现实的拒绝。所以，当注意力进入评判式的思维世界时，建立于过去经验之上的期待，与鲜活、不居的现实会迅速形成对立，这就是二元冲突，也是一切心理痛苦真正的根源。

在一次群体训练中，我主动唤醒了一个来访者的痛苦记忆，能明显看到她开始变得烦躁、眼眶里闪烁着泪光。

我："现在想哭吗? 试着哭出来! "

来访者："老师不行啊，这么多人在，我不能让自己哭出来，但是我就快要控制不住自己了。"

我："此时此刻，你能注意到自己身上发生了什么吗? "

来访者："我感觉特别不好，自己的情绪就要崩溃了，但是我脑子里有个声音告诉我'不能哭，这不好，并且我也不能影响大家'。"

我："嗯，你想用控制的方式处理情绪。你能告诉我，在我与你探讨这种情绪前，你自动化控制的结果是什么吗? "

来访者："越来越糟，我感觉自己马上要控制不住了。"

我："是，你体验到控制的结果反而是更糟的体验。现在，你闭上眼睛，试试带着想要控制的念头，将注意力拉回身体体验，去如实地感受你眼眶里的泪花，感受眼泪夺眶而出，感受它滑过面庞，感受它来到了下巴，感受它开始滴落。"

……

三分钟后，这位来访者满脸喜悦："老师，我好了。现在感受好多了，我能继续了。"

你能看出这个来访者身上发生了什么吗? 当她体验到悲伤，想要哭泣时，这就是她生命的现实（被观察者 Me）；但依托于以往的经验，思维（观察者 I）发出了一个"不能哭"的命令，这就是思维制造的期待；然后期待与现实开始发生二元冲突，这不仅让她更加崩溃，也让她丧失了继续关注我们正在互动这一现实的能力；但是，一旦她开始尊重自己身体体验的现实，去关注鲜活的感受，思维与体验间的二元冲突随即结束，在很短的时间内，她就恢复了生活和行动的能力。

所以，通过观察这个来访者的经历，再观察自己的生活，我们可以发现一个清晰的事实：任何时候，只要"观察者 I"开始活动，并将自己的意志置于与"被观察者 Me"的体验对立的境地，生命就会陷入二元冲突。

在这里，我一直在使用"二元冲突"这一词汇。早在春秋战国时期，中华先贤们就已经开始关注二元冲突带来的痛苦，并积极探索这种痛苦的终结之路。

比如 2500 多年前的《道德经》，老子在开篇明义处提出了"有 / 无"这一对立而转化的概念后，在第二章紧接着就阐释了此概念兴起后所必然引发的二元冲突："天下皆知美之为美，斯恶已；皆知善之为善，斯不善已。故有无相生，难易相成，长短相形，高下相倾，音声相和，前后相随。"

这段话，很多人会解读为老子的辩证法，认为它强调的是事物间的对立转化。比如"知道什么是美，那么其他的就是丑；知道什么是善，自然也就能够区分什么是恶；所有相对的概念都会彼此转化……"诸如此类。

但如果我们换个角度，从老子所关注的"道"，以及"道"中呈现的世界运作规律来重新审视这段文字，我们就会发现，老子想表达的，不仅仅是事物间的对立转化，还想澄清一切人世间苦难真正的根源：概念的兴起与强化。

在老子看来，以概念为基础，以判断、选择为核心的思维活动不断发展，是个人痛苦乃至社会混乱的真正根源。为此，在《道德经》中，他不厌其烦地做了多次阐述：

第二章："是以圣人处无为之事，行不言之教"——为何要"无为""不言"，就是要让世人专注于行动，从而避免被概念困扰。

第三章："不尚贤……不贵难得之货……常使民无知无欲"——"贤""难得"都是思维评判的结果。为何要"使民无知"？是让他们变笨变蠢吗？或者就像某些人所解读的，老子推崇的是"愚民政策"？真的是这样吗？当然不是！这里的"无知"，指的是行动不受"美/丑、善/恶、贤/不肖、贵/贱"等各种思维观念的束缚。

第十章："明白四达，能无为乎"——在行动层面已经做到了"明白四达"，但在理智层面依然保持"无为"的状态。这种"无为"，同样不是指愚蠢、缺乏智慧，而是不受任何无益思维活动的干扰。

第十八章："大道废，有仁义；智慧出，有大伪"——老子清晰地表明，当我们专注于"仁义""智慧"等概念时，将会丧失遵循"道"的规律自由行动的能力——这些思维层面的活动，不仅是个人痛苦以及社会混乱的外在表现，也是痛苦得以持续发生的推动力。

在科学心理学的发展中，关于二元对立有一个进展快速的研究领域——关系框架理论。该理论所关注的，就是在日常生活中每个人对概念、关系的学习与掌握，以及随之而来的概念、关系对个人行为的深刻影响甚至高度控制。海耶斯教授基于该理论构建的接纳承诺疗法，其中一个核心技术就是去除概念化影响，简称"去概念化"。

为什么要去概念？因为概念一定会制造二元对立，而二元对立又一定会引发内在的冲突。在自己或他人身上，我们已经反复观察到这一事实。

"我觉得自己的身材太差了，我想变得更苗条。"

"我觉得自己孤孤单单的，也想有个人能陪伴我、安慰我。"

"为什么我总是这么悲伤？我讨厌自己现在的样子，想做回以前那么快乐的、无忧无虑的我。"

"为什么我会有这样的父母？为什么受伤的总是我？为什么上天对我一点都不公平？我到底做错了什么，要这样折磨我？"

……

你注意到了吗？这些来访者遭遇的都是现实与期望（即思维）间的冲突。任何时候，只要思维模式不变，这种冲突就永远是无解的。因为期望和现实之间，存在着无法磨灭、永恒的差距——期望就是对现实的拒绝，这是生活中最清晰的事实之一。

思维会制造偏见

思维是一切心理痛苦的根源，不仅仅在于它会制造期待与现实间的二元冲突，还在于它会改变我们真实感知的世界。

阿苏是一名大二的学生，她特别害怕别人瞧不起自己，努力想要做好一切，但各种意想不到的困难持续冲击着她。慢慢地，她感觉自己越来越缺乏精力和活力，脑海里开始重复一个声音："我不行，我真的很差劲，我什么都做不好……"结果，面对新的挑战，她还没有做任何事情，这个声音就会迅速出现。

阿苏经历的，是一种持续受挫体验导致的"观察者 I"对自我的偏见。

生活中，很多人根本没有注意到，我们看到的世界从来不是其真实的样子——它们所呈现的，都是被思维加工、改造后的形态。

为了方便读者理解，在心理灵活性训练中，我常会为参与练习的来访者做一个简单的演示。在这里，我把演示呈现出来。

看着下面的三张图片，并试着把它读出来。

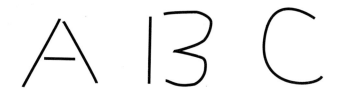

然后，将本书翻到下一页。

读出第二张图片的内容：

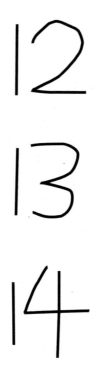

现在，将本书翻到下一页。

看看最后五张图片：

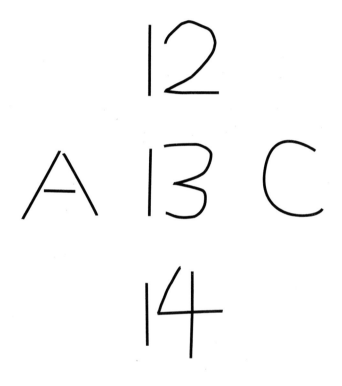

你发现了什么？中间的符号并没有变化，但在第一组图中，大多数人都会将第二张图片读作"B"，而在第二组图中，大多数人则会将第二张图片读作"13"。为什么会发生这种变化？

原因很简单，我们的"观察者 I"自动调用了环境信息，并根据环境信息为它赋予了最可能的含义。

这就是大脑基于过往经验工作的模式必然会引发的偏见。

当我们说自己"有些内向 / 外向，有些固执 / 随和，脾气暴躁 / 温和"，或者说孩子"非常调皮 / 安静，很听话 / 总是叛逆"时，我们所说的只是过去的经验（经验即思维）形成的固定印象，而非眼前真实的、运动变化着的自己 / 孩子。

对自己，对他人，对世界，我们一直都活在经验形成的偏见之中。

当然，我这里所说的"偏见"，指的是一种"依托于以往的经验形成的对事实的片面化解读"现象，而不是偏见的通用解释——对某个人或团体所持有的一种不公平、不合理的消极否定的态度，它们往往是不正确的、否定的或怀有敌意的。因为这种通用解释最大的问题，是让人们对"偏见"行为唯恐避之不及——没有人想告诉别人自己是不公正、不正确或怀有敌意的。所以，对"偏见"重新定义是有必要的，这会帮助我们免于刻意回避与否定，免于错失我们刚刚探讨过的真相：在绝大多数情况下，我们所看到的一切，都不是真正的事实，它们只是思维加工、改造的结果。

换句话说，只要大脑唤醒记忆、调用经验，我们就一定会带着偏见面对如实发生的一切。这是我们认识世界的过程中必然会出现的不可避免的现象。

任何时候，只要我们认识不到这一点，就无法终止自己的偏见，也无法看到真实的一切并解决可能遭遇的心理困扰。

为什么说偏见是必然的产物？一些关于婴幼儿的发展研究可能会给我们一些启发。

通常我们会认为，相比观念复杂、推理过多的成人，那些未被社会经验所污染的婴幼儿觉察能力是最客观的，他们的选择、行动也更少受偏见影响。

但实证的研究结果推翻了这一想当然的假设。

美国耶鲁大学婴儿认知中心一项关于儿童道德发展的研究报告曾在 2007 年被刊登在《自然》杂志上。该报告指出，一系列简单的道德实验表明，6 至 8 个月大的婴儿大多更喜欢"好人"而非"坏人"。在研究中，他们使用了一段动画视频：一个"攀爬者"（一个长着大眼睛的红色圆圈）试图爬上一座山，一个"雷锋"（一个三角形）在协助它，还有一个"捣蛋鬼"（一个方块）试图将它拉下来。那些 6 至 8 个月大的婴儿在观看了"攀爬者"视频后，似乎表现出强烈的观点：他们明显更喜欢"雷锋"而非"捣蛋鬼"。后来，研究人员又用毛绒动物玩偶重复了这个实验——婴儿可以用手触摸玩偶来表达他们的喜好。结果，每一个参加实验的宝宝都会选择扮演雷锋的善良玩偶。此后，研究人员又通过对眼球运动的追踪来测试尚缺乏动作能力的 3 个月大的婴儿，几乎无一例外，这些婴儿都会回避去看"捣蛋鬼"。

在另外一些针对婴儿的实验中，该中心主任凯伦·维恩发现，婴儿会根据食物线索来区别对待不同的玩偶——当婴儿发现面前的玩偶喜欢的食物与自己相同时，他们更喜欢这些玩偶；当他们不高兴时，则会惩罚那些与自己有不同食物喜好的玩偶。

所以，尽管有很多人不愿意承认，但在关系构建的世界中，偏见是无处不在的。为什么这么说？从上面的婴幼儿研究，我们就可以发现端倪。

在研究最后，会出现一个典型的现象：孩子会喜欢一种玩具而排斥另一种玩具。但在参与研究之前，他们并不会表现出这种选择偏好。那么，是什么导致了这种变化的发生？我们有必要仔细回顾这两类研究：在第一种视频研究中，婴儿看到了一段有趣的短视频；在第二种玩偶研究中，他们看到了玩偶们喜欢的零食。

因此，我们可以发现不同研究所呈现的第一种变量：不同场景设计下，婴儿会面临不同的刺激，接收到不同的新经验。

刺激和新的经验为何会变成偏好？或者换句话说，它们为何会带来偏见？

在这里出现了第二种变量：婴幼儿基于以往的经验的比较。这种比较，是人类认知世界的基本模式，看到新的东西，然后会联系自己以前的记忆，最终通过分析、比较在新旧事物间形成有效的关联，进而完成对新事物的认知过程。

基于这种比较，婴幼儿出现了选择偏好。这就是偏见形成的基本过程："全新经验"对比"以往的经验"，从而做出判断与选择。随着认知的成熟，这种比较速度会不断变快。到后来，很多事情，我们甚至不再等待任何全新经验的发生，而会直接依赖于部分可得性线索和以往的经验得出结论。

这是一切偏见发生发展的过程。

当我们无法清晰地、第一时间觉察这一过程时，它会深刻地影响我们的生活。比如长期对自己或他人不满；经常认为父母、配偶、恋人已经不在乎自己；常常感受到无助、悲伤、绝望、愤怒，认为自己再也看不到一丝希望……在思维的影响下，我们会持续生活于过去，而非活在真实的当下。

读到这里，我们已经清晰地看到这样一个事实：偏见，是认知世界的过程中会长期存在的自然现象。任何时候，只要我们不愿意承认这一点，只要我们继续逃避这一点，就无法真的摆脱它的影响，也无法真的活在此时此刻。

小王虽然已经大学毕业了，但与父亲的关系依然紧张。在心理咨询中，他反复告诉我小时候父亲对他的伤害："上中学时，有一次周末放学，打电话让父亲接我，他说他有事儿，结果我自己走了20里路回家；上学的时候，有时我跟他说什么事儿，他要么不愿意听，要么就吼我；小时候我特别怕他，现在我是打心眼里烦他，不想理他……我现在这么胆小，什么都害怕，这都是他的错。"

实际上，他是被他的父亲带来找我的。在父子互动中，我能清楚地观察到父亲与儿子互动时紧张而小心翼翼的神情动作，也能清楚地看到小王面对父亲时的不耐烦甚至厌恶。所以，不管过去曾经发生过什么，当下父子的关系都已经完全逆转：小王是强势的一方，父亲是弱势的一方。

但在过去经验的束缚下，小王眼中的父子关系，依然停留在过去，他完全没有注意到，父亲当下的表现与他过去曾反复体验过的伤害行为是截然不同的。

每一个身处困境中的来访者，几乎都生活于各种偏见之中：

"我被确诊为重度抑郁症，现在完全没有行动能力，我已经万念俱灰了。"——关注不到自动化思维，形成了对自我的偏见。

"于老师，我试了思维刹车的方法，完全没有用啊。我刹车后思维并没有停止，它很快就重新出现了，我觉得这种处理完全没用。"——关注不到自动化思维，形成了对处理方案的偏见。

"孩子不跟我说话，不吃药，不接受心理咨询，这样下去他不就真成了废物了吗？"——关注不到自动化思维，形成了对他人的偏见。

思维会导致无谓的战斗

思维所引发的二元冲突和偏见，最终会转化为无尽的战斗——有时是与自己的战斗，有时是与他人的战斗，或者是民族、国家、文化间的战斗。深陷其中，很多人会感慨"身不由己"或"无力改变"，但这种无力感只不过是个人的错觉。

因为无论是哪一种战斗，只要我们真的掌握了有效的干预技巧和新的自动的、适应性的反应习惯，都可以被及时地终止。

这绝非虚言。

一位来访者先后找过四位不同的咨询师，她不明白："为什么我特别想维护好同学关系、舍友关系，总是小心谨慎地帮她们打扫宿舍卫生，帮她们在教室里占座，结果却没人喜欢和我在一起？"她迫切地想找到答案，想要改变这一切。

不巧的是，她遇到的咨询师，都对她以往的经历兴趣浓厚：他们会帮她分析童年的遭遇、与父母的关系，有一个咨询师甚至反复问她："你觉得原因是什么？"这几段求助经历，让她再次感受到了无力与伤害，她认为这一切都是不可改变的、是注定的。

但显然这一切不是天生注定的。

这位来访者的问题，就是思维困扰引发的自我战斗。

比如跟舍友一起聊天，说到一个话题，有时候她会突然担心："我这样说她会不会生气？以后会不会不理我？我还是不要这样说吧。"在与他人的互动中，这种现象也会反复发生：当她的利益得不到关注甚至被侵犯时，为了维护关系，她会选择主动压制自己的需要来迎合他人的建议。

这就是思维引发的习惯性的自我战斗：我想要这个，但我担心这会引起他人的不满，所以我不能表达，不能主动提要求，不能让别人不喜欢我……

结果，她发现自己越是努力地压迫自己，越想维护关系，她与同伴的关系反而越差。

为什么会这样？这里我简单介绍两点原因。

第一个重要的原因是，我们的注意力资源终究是有限的。还记得"看不见的大猩猩"的实验吗？当我们专注于一件事情时，没有注意力资源可以做另一件事情。

这位来访者面临的问题首先就是注意力资源不足。当她陷入思维中时，与朋友的交流将戛然而止——她不再能有效回应同伴。在她的朋友看来，她已经丧失了继续交流的兴趣。这种解读，会迅速驱动她们做出结束沟通并远离她的行为。

在兴趣缺失之外，朋友关系会变差的第二个原因，是情绪的影响。

任何自我战斗，都会引发紧张感。在镜像神经元系统作用下，这种紧张可以被同伴迅速感知、模拟。但没人喜欢模拟紧张的感受，所以，人们会自动疏远情绪紧张的同伴。

在现实案例中，当这位来访者了解了自己真正的困境是什么之后，开始通过练习第一时间处理自我战斗式反应模式。很快，她惊喜地发现，当自己开始远离思维困扰并追逐现实生活时，原来可望而不可即的友谊，竟然自动进入了自己的生活。

与这位来访者相同，在抑郁、焦虑、恐惧、强迫、创伤等心理困境中，来访者都会遭遇自我战斗的伤害。

只有停止自我战斗，我们才能拥有想要的生活。

在自我战斗之外，思维同样会引发群体间的战斗。群体间的战斗，既可能是规模较小的不同圈子间的战斗，又可能是规模较大的文化间的战斗。这种战斗，可能是利益的对立、观念的冲突，也可能是经济的竞争。但它们的起源，无一例外，都是思维制造的分裂。

泰吉弗尔曾做过一项英国青少年偏爱实验。在实验中，他没有参考任何标准，没有考虑任何共同因素，而只是随机地将参与被试的青少年分成了两组。

结果，这一武断的分类，对随后的实验进程产生了严重影响：被标记为同类的学生，彼此认同感增加，甚至有可能为了同类而牺牲自己的利益；但面对不同类的学生，他们却表现得冷酷且具有攻击性。

这个实验，清晰地阐明了思维制造对立与战斗的危险能力。

在斯坦福大学，菲利普·津巴多教授做了一个著名的监狱模拟实验：他招聘了 24 名经测试后确认心理非常健康的大学男生，然后将其中一半被试随机挑选出来作为监狱的"看守"，并发给他们制服和哨子，训练他们推行一套"监狱"的规则；剩下的一半被试则被指派为"犯人"，换上品质低劣的囚衣，并被关在牢房内。

虽然所有的学生都知道这是角色扮演，他们中很多人甚至都彼此认识。但仅用了一天时间，他们就进入了自己的角色：看守们开始变得言行粗鲁，充满敌意，想出多种折磨犯人的酷刑和体罚方法；犯人们则从一开始的角色扮演，很快就进入精神崩溃的状态，认为自己真的是一名犯人。很快，"看守"和"犯人"都进入心理失控状态，原计划 14 天的实验，在第六天时就被迫中止。

这一实验再次证明了思维制造对立与战斗的危险能力。

相比于群体对立和由此引发的族群战争，思维所引发的战斗，其最危险之处在于"文明冲突论"。

当然，本书的核心，是终结一切心理痛苦。所以，对于群体冲突，在这里不做展开，我们只需要知道：一切文明的冲突，同样都是群体思维活动的结果。实际上，如果认真探究，我们就会发现：群体冲突与个人冲突一样，都源于现实与思维的割裂。因此，当我们真的可以终结个人层面的心理冲突时，我们一样可以终结群体层面的文明冲突。

07
心理痛苦的机制才是解决问题的核心

在困境中，每个人都认为自己是唯一的当事人，除了自己，没人能了解自己的心理痛苦究竟源于什么。

事实真的如此吗？痛苦真的像每一个专家或每一个来访者所说，是源于我们过去曾经遭遇过、不可控、无法抹杀的某些创伤？

或者源于我们糟糕的现状，比如记忆力差、注意力差、情绪多变、缺乏自控力？

或者源于我们未来一片迷茫，充满了未知的风险和不确定性，看不到哪怕一丝丝的希望？

或者源于环境对我们的恶意、拒绝？

……

到这里，我们已经用了大量的篇幅探讨了心理痛苦背后的动机，以及心理痛苦的核心真相。现在，我们终于有条件将心理痛苦的机制彻底厘清——只有清晰地理解了心理痛苦的来源、发生发展的过程，以及是如何消失的这一套完整的机制，我们才会有机会、有能力终结一切心理痛苦。

心理痛苦的机制

阿凤刚读高一，这学期几乎没有上课，但她坚持着参加了期末考试。出乎所有人意料，她的英语成绩不错。阿凤非常兴奋（此为场景一）："妈，夸夸我，赶紧给我点儿奖励，我想要……"阿凤的兴奋让妈妈很无奈："闺女，考试前一天我不是刚带你去购物吗？你花了2000多元买自己喜欢的衣服、鞋子，这不就是物质奖励吗？"妈妈担心，如果再给她奖励，阿凤就会丧失主动学习的意愿，所以在与她互动的十几分钟里，妈妈反复给出各种理由，结论只是一个：不要再买东西。这种沟通，让阿凤越来越急，她脸涨得通红（此为场景二），气冲冲地回到屋子锁上了房门，原本计划的外出购物活动只能取消（此为场景三）。

在这里，我用阿凤的案例中的三个场景，带大家一起了解心理痛苦发生、发展、消失的机制究竟是什么。

心理痛苦的发生基础：生命本能的运动

建基于生命本能之上的如实运动，包含了两个领域：感知生命与制造期待。这两者是一切心理痛苦的基础，如果没有它们，心理痛苦就不可能出现。

① 如实的生命感知运动

我们说过，感知是生命的本能需要，所以它无时不在。除非我们的生命终结，否则感知活动会一直持续下去。在这里，我再顺带强调一遍：任何时候，只要我们不想体验不愉快感知，我们就是在拒绝这一自然过程，因此一定会遭遇持续的挫折并陷入更大的痛苦。

幸运的是，感知不愉快的感受，并不像我们认为的那么难。实际上，这一感知过程正是注意力驻留于现实世界的过程。就像一个儿童蹲在地上专注地看蚂蚁，当我们真的调用全部的身心资源，带着"究竟发生了什么"的好奇感去感知一个苹果、一棵树、一个人、一件事，或者感知我们自己的肌肉、温度、心跳、呼吸等体验变化时，我们会瞬间进入"忘我"状态，也会因此体验到宁静、祥和，以及无意识的喜悦。

如实的感知意味着"无我"，会带来无意识的喜悦，这可能会让很多人感到困惑：你在胡说，我明明感觉自己很痛苦，难道这不是感知吗？

是的，当脑海中出现一个结论"我很痛苦"时，我们已经因为无力与痛苦的现实共存而做出自动化反应：从感知世界进入了思维评判世界。

② 大脑无时不在的预测（即制造期待）运动

我们说过，"观察者 I"的价值，是让我们更好地适应世界。这种适应能力，建立在高效的主动预测而非更慢的被动反应之上。

举例来说，我们走在马路上，如果看到迎面而来的汽车，大脑就会自动预测"危险"，然后指导我们要么快速前进，要么后退闪避。离开了这种主动预测能力，我们就会完全无视即将出现的危险，只会被动等待汽车撞上的那一刻做出被动反应。我们知道，这种反应速度无论多快，都无法确保我们的生命安全。

所以，"观察者 I"的核心使命之一就是要时刻、主动预测接下来会发生什么。这会直接导致对自我、对他人、对世界形成自动的期待。

在本书前面我提到过，预测建构于过去的记忆之上，会造成现实与过去的割裂。但在这里，我需要郑重提醒的一点是：如果我们仅仅注意到自己在预测，那么这个"注意"的动作与感知鲜活的身体体验一样，意味着我们是在如实地感知思维变动。

在如实的感知运动中，我们的注意力会持续驻留于现实世界。只要观察日常生活，我们自己就可以得到一个清晰的结论：在现实的世界中，我们不会体验到任何心理痛苦。

举例来说，因为阿凤有感知能力，所以她在得知成绩并与妈妈分享自己的兴奋前，她能清晰地感知到自己的身体运动——心跳加速、血脉偾张、跃跃欲试，也能感知到自己的思维运动——期待着妈妈的表扬和鼓励。但此时，她没有任何痛苦。

心理痛苦的源起与发展

既然感知不会带来心理痛苦，那上面的故事中阿凤为何会陷入心理痛苦呢？

我们一起看看发生了什么。

首先，在第一个场景中，阿凤感知到了自己英语考试的分数，也清晰感知到了此前的期待，这种"超越期待"的现实（"观察者 I"自动比较的结论）让她体验到了快乐。

其次，在第二个场景中，阿凤感知到了自己的期待——被奖励，同时她也感知到了此刻的现实——被母亲拒绝，这种"远低于期待"的现实（"观察者 I"自动比较的结论）让她体验到羞愧、悲伤、愤怒、自责等复杂的情绪。

最后，在第三个场景中，阿凤感知到自动化的期待——自我不被伤害，同时也感知到了此刻的现实——正在体验伤害（"观察者 I"

自动比较的结论），她"不想要"这样的伤害（"观察者 I"基于结论做出的行为指示），于是，她转身回屋并锁上了屋门（"观察者 I"主导下的反应模式出现），断绝了与母亲进一步接触的可能。

观察这个过程，你会发现：我们的预期（或期待）不是无意义的，它一直是衡量现实的标准（当然，这是保护生命安全所必需的）。但是，我们需要知道，衡量、比较、选择的活动，都是"观察者 I"基于过往经验的活动——这就意味着此时此刻，我们的注意力会从鲜活的现实世界转向本质上只是过去的思维世界。这种转移带来了现实与期待间的分裂：当这种分裂有利于保护、扩展"自我"形象与利益时，我们会体验到快乐；当这种分裂会伤害、减弱"自我"形象与利益时，我们则会体验到痛苦。

Tips

心理世界的时间只有此刻与过去

在现实世界，时间被此时此刻分为三段：此刻，以及此刻之前的过去，和此刻之后的将来。这一点每个人都知道，且习以为常。在前面介绍津巴多教授的时间观模式时，他沿用的也是这种现实世界的时间观。

但因为我们关注的核心是心理痛苦，是要终结一切心理痛苦，所以，这里我有必要重新呈现心理世界的时间观：在心理世界，我们有的，只是此刻，以及此刻之前的过去，没有所谓的"将来"。一切心理痛苦，都只能发生于注意力从此刻向过去的转移，或持续驻留于过去的过程中。

关于此刻，我们都能够理解，在真相四的"现实世界"部分，我已经呈现了此刻的三种不同状态。

而关于我说到的只有过去，没有"将来"，很多人都会感到迷惑。

什么是"将来"？只要考察自己的生活，关注"将来"是如何出现的，我们自然就能找到答案："将来"源起于思维的活动。任何时候，只要思维活动静止，"将来"这一概念就将不复存在。试着去体验一下，这很容易发现。

一旦发现了"将来"只是思维活动的结果，我们自然就会面临一个新的问题：思维的实质是什么？在本书前面，我们已经探讨过：思维就是过去经验的累积。所以，以过去的经验推导而出的"将来"，自然也是过去的产物，是过去的一部分。

所以，在心理世界，我们必须认识到的一个真相是：心理时间只有两点，要么是现在，要么是过去，不存在"将来"。所有心理层面的痛苦，只会发生于注意力驻留于过去的过程中。

阿凤快乐与痛苦的过程，展示了每个人生命中最常见的状态：由于现实一直是鲜活且变动不居的，所以几乎没有人能一刻接一刻地将注意力持续投放于现实世界，我们会忍不住从此刻走神，开始回忆、分析、评判过去（无论是片刻前的过去还是久远的过去），或者假设未来（这同样是过去）——这一切，都是"观察者 I"主导的活动。

我们说过，在现实生活中，"观察者 I"具有无与伦比的意义。它让我们远离现实伤害，让我们的学习更高效，让我们有能力借用前人的经验和智慧更好地认识世界、改造世界。但是，在内心世界，

"观察者 I"的出现，就意味着自我的出现与分裂：首先，经验化为了"观察者 / 评判者"，现实的身体体验和思维体验则变成了"被观察者 / 被评判者"；其次，有了观察者和被观察者，就会有观察的基准，这就意味着期待——对现实的感受与念头，我们总想要远离不好的、拥有更多好的。于是，现实不再是纯粹的现实，而是需要被思维依托期待进行评判、选择的现实：这是"好的"，我想要更多；这是"不好的"，我拒绝体验；这是"应该做的"，我要照此改变自己；这是"不应该做的"，我需要控制自己或者为自己已经发生的不当行为感到羞愧……

所以，"观察者 I"评判、选择的过程，就是注意力从现实世界转向思维世界的过程，一切的快乐与痛苦，都蕴含于这一过程。

理解了这一过程，我们就会知道一些生活常识的虚假：父母、爱人、孩子、老板、同事、竞争对手、环境，或者我们个人的天赋、品性、能力、性格……这些因素真的是我们心理痛苦的根源吗？

在阿凤的案例里，我们可以清晰地看到上述归因的虚假。

观察阿凤痛苦的过程，我们会发现，她在与妈妈沟通前已经形成了多个不同的内在期待。比如，我表现不错，所以妈妈就应该认可我、奖励我；我的生命应该充满愉悦，所以不能有任何痛苦。

然后，在沟通时，这些期待会持续牵引她的注意力从现实世界进入思维世界：妈妈为什么要跟我说这些没用的话？妈妈竟然拒绝了我，她怎么能这样做？我很痛苦，我不想这么痛苦！在这种转移中，能够解决现实问题的有效行为停滞了，无效的反应带来的伤害与痛苦，开始一波接一波不停地出现。

所以，任何心理痛苦都离不开一个固定的过程：我们无力如实生活于现实，而让过往记忆介入了此时此刻，结果恐惧、委屈、悲伤、愤怒、羞愧等种种感受开始接连出现，我们越来越深地陷入了自我世界，再也无力面对并有效处理现实挑战。

在了解了心理痛苦的起源后，我们接下来再看看它的发展。

生命的本能，是远离痛苦。这种远离，有两种截然不同的路径：一是面对并真正解决问题；二是通过转移注意力的方式搁置、忽略问题。在日常生活中，受自动化感受和思维的驱动，我们没有行动的自由，因此会不由自主地选择第二条路——但这会让问题日趋严重。

阿凤就是这样，当被拒绝的体验出现时，她无力与之共处。（在研究中，很多来访者会将被拒绝形容为肚子上挨了一拳或胸口被捅了一刀，很多人甚至会将被拒绝的体验与自然分娩或癌症治疗的痛苦相提并论。）所以她开始遵循习惯做出了自动化反应：回屋锁门。这就是离苦得乐的解决问题的反应。

无论是个人实践，还是心理学研究，都支撑一个共同的结论：离苦得乐反应的结果，通常会造成更大的内外冲突。

在动机部分，我们已经看到，所有人，无论是孩子还是成人，都有自己期待的生活，比如更亲密的关系、更好的学习成绩、更强的个人能力、更多更好的社交生活等。任何时候，只要我们的行为在长久背离自己的价值方向，那就意味着内外冲突。

比如一个人希望建立更和谐的夫妻关系，但在感受的控制下，他反而对配偶说了很多攻击性的语言，或者长期漠视、孤立配偶，这就是外部冲突；一个人希望自己能在学习中投入更多的时间，希望自己能有较高的学习效率，但是，她在上课或自习时发现自己正在走神，然后就开始自责，或反复地强迫自己"不能走神，要集中注意力"，结果投入学习的时间更少、学习效率更低，这种需要与行为间的对立，或者不同需要间的对立（如寻求安全与寻求人际发展、个人成长、生命意义等之间的对立），就是内在冲突。

对阿凤来说，她缺乏自我认可的能力，所以更渴望获得妈妈的认可，但在沟通中，妈妈拒绝的态度让她感受到挫败，她无法处理这种挫败感，于是开始愤怒、悲伤，把自己锁进屋子，在这种情况下，内外冲突一起出现了。

内外冲突的结果，是我们的生命开始偏离航向、停滞不前，甚至开始倒退。在本书前面的探讨中，我们已经清晰地了解到：我们的身心资源终究是有限的。在感受和受限的思维驱动下，我们没有行动的自由，只会做出本能且有害的反应：比如持续地回忆与自责，长期聚焦于自我缺陷的反省，对不愉快体验的持续拒绝，试图用思考而非行动解决问题……

这些反应会带来更大的生命伤害：身心资源更加匮乏，习得性无助成为主导性思维，逐渐丧失行动的意愿与能力。

于是，我们彻底沦陷：被别人贴上种种无益的标签；原本单纯的困境，经过重重累加变成多重困境；生活充斥着沮丧、无力、悲伤、羞愧、孤独等无尽的苦难。

但这些苦难，不意味着生活彻底丧失了希望。事实上，一切心理痛苦，都源于注意力从现实世界向思维世界的转移过程，这一过程引发了"自我"以及"自我"被伤害的评判。因此，任何人，只要掌握了生活于现实世界的"无我"能力，在任何时候都可以依靠自己终结生命中的一切冲突。

心理痛苦的终结

在苦难中，一旦来访者找到契机，就有可能重新开始了解自己生活的事实，比如如实的感知快乐与痛苦是生命的需要，内在的分裂是成长不可或缺的过程，离苦得乐是大脑本能的反应模式，试图拒绝现实、用思维解决问题也是人类本能的反应模式，心理痛苦必然会源于"观察者 I"带来的意志活动……然后在这种清晰的了解中，会有机会停止习惯的挣扎，开始真正体验到当注意力从思维世界回归现实世界时自己的身心状态是如何快速转变的过程。当这一切真的发生时，生命会重新进入平静、喜悦的状态：在清晰地了解了生命的真相之后，不带丝毫意志地如实感知、存在的状态。

在训练中，这种体验随时随地都可能发生：当来访者的如实感知伴随着沮丧、悲伤、愤怒、自责、羞愧等鲜活"痛苦"体验，没有一丝一毫想要改变它、控制它或者远离它的欲望时，这些体验往往会在几分钟甚至几十秒内就自行消散。对于需要间的冲突，这种处理同样是有效的：当来访者如实地感知不同需要间的冲突，而非去控制、去选择它们时，冲突也会在短时间内自行停止。

在这里，我需要提及的是，虽然这种状态看起来与生命最初的感知状态很像，但两者有着本质的区别：第一种状态，是本能的感知；而此刻的状态，则是在透彻地了解生命的真相后时刻不停地感知，或者称之为每时每刻清晰地觉察。

与世俗的理解不同，这种时刻不停、终结了一切内外冲突的觉察，带来的不是虚无、冷漠或者无意义的生活，而是更丰富的身心资源、更大的生活热情，以及更专注高效的有效行动。这会彻底终结离苦得乐式的反应模式，从而进入一种全新的行动模式：迅速停止无益的思考，开始朝向解决问题方向或价值方向的主动行动状态。

这就是我说过的离苦得乐的第二条路径，也是终结一切心理痛苦真正有效的路径，这条路导向的是生命真正的方向。我所倡导的心理灵活性训练，其终极目标就是让每个人都有能力开始这种如实面对一切挑战，持续向着价值方向努力前进的状态。在这里，为了方便每个人理解，我简单阐释一下生命的两种运动：被动的反应与主动的行动。所谓被动的反应，指的是我们在内外刺激之下所做出的以期待、目的为导向的行为，比如"我要赶紧远离痛苦"，或者"我应该自律"；而主动的行动，则是一切非反应式的行为，其核心特征是只有行动的过程，但没有任何意志行为。

要理解这两种生命运动，我们同样需要清晰地观察自己每一刻的活动。

我反复讲过一个概念：要想解决问题，首先需要了解问题究竟是什么。因此，只有清晰地了解了痛苦发生、发展、消失的机制，我们才会有能力理解一切心理痛苦真正的根源，也才会有能力自行终结一切痛苦。

接下来，我带大家深入痛苦的瞬间，看看它们在生活中究竟是如何出现的，又为什么可以被同时终结。

一切心理痛苦，都建立于同一个过程

笑笑刚满15周岁，几个月前，她被诊断为青春期综合征。很快，她的妈妈就感觉不堪重负了。

笑笑妈："我现在每天特别累，感觉自己什么都做不好，我不是个好妈妈。"

我："你很累，每天的生活中有很多挫折，你会为此而感到自责，觉得自己不称职。"

笑笑妈："是，不光是不称职。跟女儿在一起时，有时我会很生气，既生自己的气又生女儿的气。很多时候，我都感觉很茫然，不知道自己该怎么办，也不知道该如何帮助女儿尽快走出困境。"

　　我："嗯，有时你会很生气，但更多的时候你会感受到无力，感觉自己帮不到女儿。你能试着跟我说一些细节吗？"

　　笑笑妈："女儿特别喜欢哭。作业写不完、老师要求的背诵背不下来、考试成绩不理想，这些都会让她哭。她一哭，我就感觉六神无主，特别地烦，心里忍不住就会想，'现在哭，你早干吗去了'，然后我心里就会很生气。但这也要忍着，表面上还得劝，可就算我花一两个小时劝她，也还是劝不好，她还是一直哭。"

　　我："确实，女儿哭泣会让你感觉很糟，有时你会觉得这都是女儿的错。但你还是想帮助女儿，希望她能平静下来，但怎么努力好像都是徒劳的。"

　　笑笑妈："是的，我完全无能为力。关键是，她的问题不光是哭，她还会诉说很多内心的委屈，也会抱怨老师、同学，抱怨学习，会说自己想要放弃之类的话。这些话，在我听来，没有一个是我能接受的。"

　　我："是的，女儿哭泣时的表达，也会让你感到焦虑。你觉得她的观点不对或者很危险，忍不住想要纠正她。"

　　笑笑妈："对啊，她的很多话都不仅让我焦虑，甚至会让我愤怒，比如她不喜欢数学老师，就说'下次数学考试我就故意交白卷'，我一听就急了，交白卷，这还了得？"

　　我："嗯，听到女儿说这样的话，你很担心女儿的未来，也担心她无法形成正确的人生态度，所以每次你都极力地想要改变她。"

　　……

在这段对话里，笑笑妈先后讲述了自己的沮丧、愤怒、无力、焦虑等多种不同的感受。现在，我们一起来看看它们都是如何发生的。

沮丧

沮丧是我们每天都会经历的情绪，它是很多激烈情绪（如愤怒、悲伤、无力、绝望等）的先导情绪。要想有效处理心理痛苦，我们就需要有能力第一时间觉察并处理自己的沮丧。

在心理服务的过程中，很多父母会问我孩子认知偏差的问题。比如一个爸爸对自己的社交能力感到非常自豪，但儿子却总是对他在外面的表现不满，一起出门时，常会认为他在待人接物过程中做得不好。"我身边所有人都说我会为人处事，只有儿子老是因为我做了什么事而生气。这是不是他认知有问题？要想帮他走出沮丧，我是不是就需要改变他的认知？"沮丧真的是源于认知偏差，进而要改变认知吗？我们一起看看笑笑妈的案例。

在上面的对话里，笑笑妈首先表达的就是沮丧感："我现在每天特别累，感觉自己什么都做不好，我不是个好妈妈。"

这种沮丧是如何出现的？真的是因为她不是个好妈妈吗？显然不是。

认真观察这句话，我们会发现"每天"意味着回忆，而"做不好""好妈妈"这两个词则代表着评判。这就意味着，此时"观察者I"已经将笑笑妈的注意力从现实世界拉入了思维评判的世界，而任何评判都需要对比物。笑笑妈谈论的现实是无法有效支持孩子，那么，她的对比物是什么？是什么导致了笑笑妈做出了"我不称职的"评论呢？答案很清楚：她对自己作为母亲角色的期待——我应该有效支持孩子的发展。

这种自动化的"我应该"式语言，就是"观察者 I"的核心语言之一。

到这里，笑笑妈沮丧的结构就出现了：首先，"观察者 I"以评判者的面目介入进来，这就是我们通常所说的"自我"；其次，"观察者 I"基于过往的经验，自动设置了一个与母亲角色相关的期待，称职的妈妈能够支持孩子，我想做称职的妈妈；第三，"观察者 I"关注到一个现实，孩子在哭泣，而"自我"无能为力；第四，"观察者 I"自动开始对比期待与现实，然后发现了巨大的差距；第五，"观察者 I"无法与这种存在差距的事实共处，它继续自己的思维运动，并得出了一个结论——我不是个称职的妈妈；第六，"观察者 I"开始讲述"每天我都不称职"这个故事，笑笑妈相信了这个故事；第七，这个故事引发了挫折感，笑笑妈开始沮丧。

不光是笑笑妈，在我看来，所有人的沮丧都是这同一个模式：基于记忆、评判、选择的"观察者 I"出现，它导致了注意力与现实的脱节，并制造了思维世界的期待，然后在比较中发现了期待与现实间的差距。当"观察者 I"感受到这种差距所引发的苦恼时，它就体验到了沮丧。

我上面提到的那位爸爸，他儿子的沮丧感，同样是源于这样一个过程：他的儿子对他的言行存在着期待，这种期待会对比现实，对比会带来结论——符合预期或者达不到预期，然后情绪出现，达到预期时满意或快乐，达不到预期时失望或沮丧。这一过程，与认知是否存在偏差毫无关系。

试试在生活中观察自己的沮丧，看看它是否也是基于同一个思维活动过程。在困境中，很多来访者会急切地询问摆脱困境的具体方案。实际上，真正有效的方案，就蕴藏于对问题透彻的了解中：

如果我们真的看到沮丧的结构，那么处理沮丧的方案，就在于终结"观察者 I"的活动——在沮丧时感受鲜活的痛苦，同时去关注沮丧背后自动化的思维机制，即我们的注意力从现实世界向以评判为核心的思维世界的转移现象。这两者都可以在关注的同时终结"观察者 I"的存在，因此，会中断"观察者 I"自动做出的评判，从而终结沮丧的生成过程。

在沮丧的基础上，笑笑妈又体验到了愤怒。我们再一起看看愤怒是如何出现、如何消失的。

愤怒

笑笑妈内在的"观察者 I"会为自己和孩子设定意象：一个是称职的妈妈，一个是懂事听话的孩子。这种意象会自动呈现为内在的期待。

当期待与现实发生冲突时，沮丧就会出现。对于这种沮丧，笑笑妈无力进行处理，所以基于生命寻找"为什么"的本能，她开始自动寻找沮丧的原因——当然，这种寻找一定会停留于思维世界，因此，笑笑妈的注意力无法回归现实，即无法关注自己和笑笑此时真实的生命状态。

这种注意力的投放，会导致痛苦升级。这种升级，有时候表现为对自我的愤怒。当"观察者 I"将沮丧指向自我时，其自动化语言通常是："我真的很差劲，不是个好妈妈，面对孩子的痛苦，我束手无策，我什么忙都帮不上……为什么我一点儿用都没有？我本来应该做得更好的，但我却没做到，我真应该被惩罚……"

但很多时候，这种升级也会表现为对对方的愤怒。此时，大脑中"观察者 I"的自动化语言通常是："她怎么总是这样？都长这么大了，她还是一点儿自控力都没有！再说，我没有给她任何的压力啊，她已经是想做什么就做什么了。我对她有求必应，为什么她还是这副样子？她天天都这么消极，未来还怎么生活？除了我，还有谁会这样容忍她、让着她？她真是越来越不像话了。我真想骂她一顿，把她骂醒……"

在这里，愤怒的结构同样浮出了水面：任何时候，当"观察者I"通过衡量、比较，为现实与期待间的差距找到了责任人——责任人"应该"做得更好但实际上并没有做好，然后"观察者I"希望改变这种局面时，愤怒就有可能出现。

认真观察这一结构，我们可以发现：与沮丧一样，愤怒同样源于注意力从现实世界向思维世界的转移，也是"观察者I"衡量比较的结果。

了解了这一点，无须任何"专业"指导，我们自然能自行领悟愤怒的有效处理路径：去干预"观察者I"衡量比较的过程；或者借助注意力向现实世界的回归，及时终结"观察者I"的存在及运动的过程。需要提醒的是，这种向现实世界的回归，有两种不同的路径，一种是转移注意力的路径，另一种是真正聚焦于现实的路径。这两条路径，看似一样，但实际的效果却截然不同：前者，是对现实体验的漠视，因而会加剧痛苦；后者，是对现实的接纳，因此才能有效处理现实痛苦。

当然，与沮丧不同，愤怒的情绪一旦出现，通常就会非常强烈。因此，对愤怒的处理，通常需要身体的动作或语言表达为先导，比如使用拥抱型身体姿势站定，然后用语言大声说出此时此刻大脑自动化的念头，并表达身体体验的细节——这种表达，就是对愤怒的觉察，也是接纳的行动。

生命中，除了宁静、喜悦、热情等生命自然状态，所有的情绪，无论是让我们感受愉快的，还是让我们痛苦的，都是同一个过程：注意力脱离了现实世界，进入了"观察者 I"以经验为基础、自动化语言为手段的衡量、比较、选择过程。

沮丧：现实达不到"观察者 I"的期待；

快乐：现实超越了"观察者 I"的期待；

满足：现实完成了"观察者 I"的期待；

愤怒："观察者 I"发现有人故意阻碍了期待的实现，想突破这种阻碍；

羞愧："观察者 I"发现自己的表现（此刻或过去某一刻）远逊于期待；

悲伤："观察者 I"面对现状无可奈何，感受到了自己的弱小与无力；

无力："观察者 I"告诉自己"我什么也做不了"；

孤独："观察者 I"找不到自己与他人的关系，告诉自己"没人陪我，没人在乎我"；

绝望："观察者 I"告诉自己一切都是注定的、徒劳的，一切都是无意义的；

……

到这里，我们通过观察自己或他人的生活，已经清晰地看到了一系列之前被忽略的核心事实：我们没有感受和思维的自由，没有身心资源的自由，因此没有真正的行动自由；无力自由行动，势必会导致我们只能依据本能或习惯做出自动化的反应；而这些自动化反应在心理世界通常会引发更大的无序与混乱；这一切混乱的根源，是注意力灵活性的丧失与调节能力的失控，从鲜活的现实世界，自动转向以衡量、比较、选择为核心的"观察者 I"主导的思维世界；而"观察者 I"的诞生，在心理世界会直接导致鲜活现实与僵化过去的分裂。这种分裂，就是对此时此刻真实生活的拒绝，因此会引发无尽的冲突。

这一切，都汇总成了一个心理世界最重要的事实（你没有看错，我特意使用了"最重要"这三个字。我不厌其烦地反复陈述这一事实，就是因为它确实是最重要的）：一切心理痛苦，都是"自我活动"的结果，是自我而非他人、环境或过去遭遇所能涉足的领域。

因此，要想终结心理痛苦，我们必须也只能依靠自己：清晰地了解"观察者 I"与现实的分裂与对立，第一时间觉察内在分裂驱动的感受、思维以及被动化反应，练习在清晰的觉察中停止一切有害无益的行为，进而开始全新有效的行动。这些，也就是我们即将探讨的第三部分内容：生活的冥想。

在开始全新的行动之前，我再分享一个小故事，从中我们可以一目了然地看到心理痛苦的思维本质。

有一次晚自习，女儿的英语老师让她们自己寻找英文视频学习。她和一个小伙伴忍不住诱惑，偷偷地找了个恐怖短片。为了不让老师发现，她们一本正经地准备好笔和本子，紧紧地靠在一起以克服视频本身所引发的恐惧（此时的恐惧，就源于大脑的自我预测）。然后，她们点击了播放，果不其然，剧情、音乐都很恐怖（此时的恐惧，源于视觉、听觉现实的刺激，以及新的自我预测）。但是，她们的目的是要营造自己正在学习的表象。因此，在出现了几句对白后，她们迅速按下暂停键，开始记录并翻译对话。几轮暂停、记录过后，她们的恐惧已经不翼而飞了，剩下的已经是纯粹的好奇："刚刚那句话她说了什么？是这个发音吗？你有没有听清楚？""没有，那我们返回去再听一遍。"你能注意到吗？此时她们的注意力已经完全选择性投放于视频对话，开始自动忽略其他无关信息，比如恐惧的音效、场景，她们的大脑已无力继续自动预测恐怖镜头。结果，当看到视频中一个最恐怖的场景时，她俩完全迷失在一句无法听懂的台词中。为此，她们开始反复回放这一场景，并向周围的同学求援："你们都过来帮我们听听她说了些什么。"但其他人也无法听清。最终，她俩在遗憾中关掉了这段视频。

面对一段极具杀伤力的恐怖视频，为什么她们会从最初的恐惧反应，到慢慢摆脱了恐惧，最终甚至变得有些遗憾？你能靠自己发现她们身上发生了什么吗？

Part 3

有效行动

走出"心里难"需要直接的行动

到目前为止，我们已经清晰地了解了心理痛苦发生发展的过程和机制，看到了感受、思维与生命间的关系失序——感受、思维从生命的工具变成了生命的掌控者，以及由此驱动的自动化反应模式（即注意力由现实世界向以自我、过去为核心，以衡量、比较、评判为方向的思维世界的转移）是一切心理痛苦真正的根源。

实际上，在清晰地了解到发生了什么、了解到痛苦真正的根源之后，我们大多数人的行动会自然地完成转变。

因为在生活中每个人都有本能的智慧去远离危险的陷阱，这就像我们了解了毒蛇的危险，会本能地远离它一样，我们也会本能地远离心理世界的危险。

但与此同时，我也清晰地看到：大多数人在完成转变之前，依然会习惯于顺从、依赖权威，依然希望得到更多的示范和指导。所以，我愿意冒着画蛇添足的指责，继续带大家一起探讨如何彻底终结这种无益的被动反应，开始主动、有效的生命行动。

01
人类对自由行动的探索

　　数千年来，自由行动一直是人类的终极理想之一。因此，古往今来，中外很多文化先贤都曾对它做出过自己的阐释。比如，老子认为，自由就是个人、国家行为合乎世界运作规律的"无为"；孔子认为，自由就是"从心所欲不逾矩"——"矩"也是规律；释迦牟尼认为，自由就是"无所住而生其心"；慧能认为，自由就是"去来自由，心体无滞"……

　　所有这些表述，都异曲同工地阐明了一个共同的境界：自由，不是思维过程，而是建立于掌握生命真相（或称规律）基础上的行动过程。

　　这种行动，建基于清晰的觉知之上——觉知客观世界的真相，自然万物、个体生命，以及社会群体等方面的运作规律。在这种觉知的同时，我们无须任何意志努力，就可以摆脱内外的各种束缚——无论是外界的刺激，还是内在的感受与思维。

　　遗憾的是，在历史演变的过程中，这种对自由的领悟与传承，从觉知生命真相、尊重内外世界运作规律的行动，逐渐转变为自我放纵，或者无尽的控制和思维游戏。于是，追求自由的行动，反而变成了对自由的伤害与束缚。

比如放纵。

陷入心理困境后，很多人会开始依据自己的感受、思维或短时欲望而行动。"我想睡到几点就可以睡到几点，我想玩多久游戏就玩多久，我想在家待多久就可以待多久……"这些行为表现就是自我放纵。当然，对于很多未成年人来说，这种放纵，会来自于父母：父母无力支持孩子，所以他们会非常乐意将放纵解读为有效的支持。

放纵是自由吗？显然不是！我们已经探讨过：在感受的控制下，我们只有被动反应的能力，而没有真正的行动自由。

那么，既然控制感受（即被感受控制）无法带来自由，那么控制思维（即被思维控制）能带来自由吗？

我们一起看看近现代史上一些中外思想名家的探讨。

在《容忍与自由》中，胡适先生曾这样谈论西方的宗教改革："马丁·路德和约翰·高尔文等人起来革新宗教，本来是因为他们不满意于罗马旧教的种种不容忍、种种不自由。但是新教在中欧、北欧胜利之后，新教的领袖们又都渐渐走到了不容忍的路上去，也不容许别人起来批评他们的新教条了。高尔文在日内瓦掌握了宗教大权，居然会把一个敢独立思想、敢批评高尔文的教条的学者塞维图斯定了'异端邪说'的罪名，用铁链把他锁在木桩上，然后堆起柴来，慢慢地活活烧死。"

胡适先生清晰地看到了思维对自由的威胁。可惜，他并没能更进一步地清晰地看到问题的根源，而是驻足于思维，希望在思维领域内下功夫，去转变思维的内容。所以，对走向心灵自由的方案，他给出了自己的建议："容忍是一切自由的根本！"

我无意评判任何名家的观点，但是，我们需要有能力靠自己去质疑一切并探查一切。所以，我们需要看看，容忍真的能带来自由吗？

这首先就涉及一个根本问题：何为容忍？

如果你跟我一路走到这里，你就会知道，"容忍"首先建基于"观察者 I"的思维过程：根据记忆或经验，我认为这个不好，我不想要，我已经做出了负面的评判，但是，因为种种复杂的原因，我决定压制自己的评判以及由此带来的一切不好的感受。所以，我外在的行动与内在的体验开始分裂，我表现出伪装的一面，这就是容忍。

所以，容忍就意味着评判，意味着自我伪装、自我说服，以及自我压制。

只要清晰地看到这一过程，我们自然就会明白："容忍"带不来自由。我们说过，"观察者 I"的一切衡量、比较，都建立于以往的经验。因此，思维层面的自我说服和压制，一定会意味着以往的经验对当下的束缚和干扰。

与东方文明相似，西方文明对自由的追逐，也长期沉迷于思想的窠臼。被认为是西方现代哲学开创者的尼采，同样看到了思想对自由的束缚，曾写下这样一句话："人类出生时已经生活在监狱里，监狱的围墙是自己的目光最远处。"在这句极端而形象的表述中，他直接将以往的知识、经验比作了监狱。但他给出的走向自由的答案，并非终结这个监狱，而是"加长自己的目光"，要成为"超人"。

这种建立于比较、评判之上的战斗式行动，不仅无法解决问题，还成为很多人精神苦难的源头。

那如何才能获得真正的自由？

1902 年，梁启超先生在《论自由》中，曾给出自己的解答——"除心中之奴隶"。在他看来，"心中之奴隶"有四种表现：一是"古人之奴隶"；二是"世俗之奴隶"；三是"境遇之奴隶"；四是"情欲之奴隶"。这四种表述就包含了今天心理学常说的知识经验、主流文化、个人境遇、内在感受和需要四个方面。所以，梁启超先生认为，要走向个人自由，就需要去除这四种束缚。

在心理服务技术的实证化发展中，被称为认知行为疗法第三波浪潮的接纳承诺疗法，其核心技术与梁启超先生的论述在很多层面不谋而合：同样关注觉察真相，关注摆脱概念对个人的束缚，关注活在当下而非过去或将来，关注个人努力以及摆脱感受控制等行动。

显然，梁启超先生对自由的领悟，远超数百年来的很多人。但遗憾的是，这种方案依然停留于思维水平。

为什么这么说？从一个"除"字我们就可以看出端倪："除"字意味着拒绝，它是衡量、比较的产物。我们知道，一切衡量、比较的活动，以及接受或拒绝的态度，都是"观察者 I"的活动；而任何时候，只要"观察者 I"出现，就意味着生命运动自然的分裂。一个观察者，一个被观察者，这就是心理冲突的根源。

所以，"除心中之奴隶"，同样是意志行为，它带不来行动的自由。事实上，在第二部分关于心理痛苦真相的探讨中，我们已经看到大量的证据：生命必然会受到经验、文化、环境、生理欲望等因素的影响，任何与这一事实的战斗，都只会加剧痛苦。

康德，被誉为继苏格拉底、柏拉图和亚里士多德后西方最具影响力的思想家之一。他曾经说过这样一句话："自由不是让你想做什么就做什么，而是你不想做什么，就可以不做什么。"可见，自律是自由的关键。可惜，自律依然是"观察者 I"的范畴。

所以，康德也没有给出有效的自由行动方案。

那么，我们究竟要如何走向自由呢？

02
自由之路：生活的冥想

我们说过，因为无力生活于现实，"观察者 I"和"被观察者 Me"会自动分裂。这种分裂，让以往的经验以及衡量比较介入了此时此刻，它是一切心理层面的快乐与痛苦真正的根源。因此，任何时候，只要我们有能力终结这种分裂，终结由此带来的衡量比较，并重新回归现实世界时，我们就可以自行终结一切心理痛苦。

那么，如何才能终结分裂与比较，让自己回归现实？是用更强大的意志告诉自己"我要终结这种分裂"吗？

如果你也有这样的念头，试着问问自己：这个说着"我要终结这种分裂"的强大意志的发出者，究竟是谁？

只要足够清醒，你就会发现，它依然是"观察者 I"，不是吗？

当你发现它是"观察者 I"的语言后，你就能发现它与胡适的"容忍"、尼采的"超越"、梁启超的"除心中之奴隶"、康德的"自律"等观点有什么区别吗？

当然没有！

实际上，无论语言如何伪装，它们也都属于意志工作的范畴，只是对"观察者 I"的强化。

所以，在意志的领域工作，就像西楚霸王想把自己举离地面一样，永远无法终结"观察者 I"和"被观察者 Me"的分裂，因此也无法阻止"观察者 I"唤醒以经验为基础的衡量、比较过程。

当我们探讨到这里，"如何才能终结分裂"这一问题的答案已经呼之欲出：既然这不是"观察者 I"意志工作的范畴，我们就需要搞清楚如何让它的活动迅速停止下来。

"观察者 I"何时会消失

"观察者 I"何时会消失？

这不需要任何"专业"人士的回答，我们每个人都可以通过观察自己或他人的生活，自行找出答案。

小吕休学快 3 年了，妈妈希望他能在暑假开学后重返校园，特意陪他一起到北京跟我做练习。练习中，妈妈的焦躁不安溢于言表。她不停地搓着两只手，满面愁容："愁死了，我不知道该怎么办了。万一一个月后再上不了学，孩子以后可怎么办啊？"

感受到小吕妈妈的痛苦，我暂时将注意力转向她："一想到孩子的未来就感到特别焦虑是不是？"

小吕妈妈："是啊，学校已经不让继续休学了，可他现在还是回不去教室。初中的孩子，不上学不知道未来能做什么，愁死了……"

我："是，想到孩子的未来，你会感觉一片迷茫，会不知所措。这真的很难。现在，你能注意到自己焦虑时发生了什么吗？"

小吕妈妈："发生了什么？我不知道啊！"

我："好的，我带你一起看一下。你能注意到自己手上的动作吗？"

小吕妈妈："手？哦，我在搓手？我现在不搓了。"

我："不，你误会了，我不是让你停止搓手。恰恰相反，我想让你去关注搓手的动作。"

小吕妈妈："搓手的动作？"

我："是的，保持你现在的动作，我提醒你一下，搓手时，你能感受到两手接触时的力度吗？你能不能感觉到两手相触时的温度？试着去体验当手掌搓动时温度是否在变化？你能不能感觉到掌心的湿度？能不能感觉到皮肤的柔软、光滑，或者指背的褶皱？能否感觉到手部的肌肉、骨骼？能否觉察到手掌摩擦时的声音？去尝试倾听声音变化的细节……"

一分钟后，我问她："告诉我刚刚发生了什么。你现在是否依然会感受到刚刚强烈的焦虑、忧愁？"

小吕妈妈突然笑了："哦，天哪，真神奇，我好像瞬间就不难受了！"

看到这里，你知道小吕妈妈身上发生了什么，以及为何会发生吗？当她将自己的注意力投放于对儿子未来的思考时，"观察者 I"和它主导的分析、评判过程出现了，于是她开始遭遇焦虑困扰；当她将注意力投放于两手交叉的运动时，她开始如实地觉察发生了什么，在这种清晰的觉察中，"观察者 I"和"被观察者 Me"的分裂消失了，思维的分析、评判过程暂时停止了，她也因此迅速体验到生命中久违的宁静。

小吕妈妈的感受，几乎每一个人都可以体验到。

在一次训练中，我问几位来访者："你们谁体验过蹲在地上好奇地看蜗牛爬？"

阿芷和另外两个人举起手："我看过。"

我："告诉我，当你们好奇地看着蜗牛伸出触角，向前探身，然后又挪动贝壳，往前移动，并留下一道湿润的尾迹时，内心的感受是什么？"

阿芷："平静，很喜悦。"

我："去观察自己看蜗牛运动的过程，你就会发现，此时此刻，你没有任何不好的感受，有的只是平静。"

阿芷："老师你说得不对，我会害怕。"

我："害怕？跟我说说究竟发生了什么让你感到害怕的事！"

阿芷："比如我正看着蜗年爬，突然旁边有一只大脚伸了过来，感觉马上就要把蜗牛踩死了。"

我："好的，我明白了。我们一起来看看这个过程中究竟发生了什么事，为什么你的感受会出现变化。当你好奇地盯着蜗牛，全神贯注地关注于它的活动时，'观察者 I'会出现并打扰你吗？"

阿芷："不会，我什么都没有想。"

我："是的，当你只是在观察而没有任何以'自我'为中心的推理、假设、分析等活动，也不想控制蜗牛的运动时，'观察者 I'并不存在。此时，存在的只是清晰的觉察活动，你感到平静、喜悦。然后，一只大脚突然进入了你的视线，看上去马上就要踩到蜗牛时，告诉我发生了什么！"

阿芷："我担心它会把蜗牛踩死。"

我："是的，此时，'观察者 I'迅速出现并调用了以往的经验：'脚马上就要踩上去了，而蜗牛壳很脆，脚很重'。这种经验迅速形成了大脑预测——'脚会踩碎蜗牛壳，蜗牛会死'，又迅速唤醒了你内心的不安——'不，这太可怕了，我不想看到这幕悲剧'。你能自己观察到平静与不安是如何转化的吗？"

阿芷："哦，我明白了。当我仅仅是关注现实而没有以自我为中心的思维活动时，我就能很平静；可一旦我开始思维层面的分析、评判、预测，而这些形成的结论又不是我想要的，我就感受到了痛苦。"

我："是的，当我们专注于现实世界时，'观察者 I'是不存在的；可一旦我们的注意力进入思维世界，'观察者 I'就会瞬间浮现。一切心理痛苦，都源于注意力从现实世界向思维世界的转移；而一切心理痛苦的消除，也都蕴含于相反的过程中。至于如何完成相反的过程，我们还需要反复练习。"

观察上面这两段故事，你能自己体会到"观察者 I"出现和消失的固定机制了吗？

任何时候，只要我们真的专注于现实世界时，"观察者 I"就会暂时消失，因此，一切心理痛苦，此时都可以被有效终结；可一旦我们唤醒经验，开始以衡量、比较、选择为方向的思维过程，"观察者 I"就会瞬间出现并成为新的苦乐体验的源泉。

再次了解了这一点，我们就可以进入正式练习：生活的冥想。

生活的冥想练习

我们已经看到：当注意力驻留于现实世界时，一切心理痛苦都不会存在。

那么，在痛苦中，如何让注意力回归并持久地驻留于现实世界？

在心理服务实践中，通过考察前人经验并观察自己的生活，我想呈现一套新的心理灵活性训练技术：生活的冥想。严格地说，这并不是一种模式化的技术，而是一种如实生活的行动。在这里，我不想做进一步的概念澄清，所以暂用"训练技术"这个名字。

看到"冥想"两个字，很多人会不以为然："'正念''冥想'，这个我已经会了啊！"但是，我这里所谈到的"冥想"，与大家所接触到的种种练习方案截然不同。它不是放下痛苦然后集中注意力的练习，比如找一个安静的场所、舒服的姿势，将注意力专注于呼吸，专注于鼻下部位、胸腹之间，或专注于一种姿势、一个动作；也不是在指导语、音乐的引导下去选择观察某些东西，同时有意地忽略另外的一些东西。

对我来说，上述的一切，可以称之为远离生活现实的注意力集中练习，它们与我要谈论的永远鲜活的"生活的冥想"毫无关系。生活的冥想，在我看来是一种持续不断的行动：每时每刻，清晰、警觉却不带任何意志、选择的如实觉察生活中正在发生的鲜活事实。这很难，但也很容易。事实上，只要开始行动，任何人每时每刻都可以做到。

为什么在谈论生活的冥想时，我首先要指出它与流行的冥想、正念练习的差异？原因很简单，我们已经探讨过，在心理世界，思维即意味着过去，意味着与现实的对立，因此它一定是僵化的、受限的，是无法给我们正确指导的。既然思维带不来"正确"行动，那我们想要做出"正确"的行动，只能来自对一切"不正确"行为的远离中。正念和冥想练习也是这样：要想踏上正确的路，我们先要能识别并远离一切错误的路径。

前面我们曾一起探讨过，生命的真相之一，是人的行为会受到习惯的驱动——那反复练习的行动，就是面对挑战时我们会自动做出的反应。因此，当我们在痛苦时，去寻找一个僻静的场所反复练习转移注意力、追求内心的平静后，再次面对挑战时我们通常会做出远离痛苦的行动：回避真实的痛苦，去追逐所谓的"静心""制怒"。

为什么很多人练习正念、冥想多年，依然会深陷痛苦中难以自拔？原因就在这里：他们练习的，不过是逃避真实生活的游戏，而非清晰地觉察一切的正念或冥想。

远离真实生活会带来伤害，这一经验也得到了脑成像研究的支持。研究发现，趋近的行为，会迅速激活大脑负责快乐加工的大脑区域；而远离的行为，则会激活大脑与消极情绪加工有关的区域。所以，这种特定环境下的注意力集中练习，不仅会让自己进入虚假的生活，还会带来持续的自我伤害。

与常见的练习指导相反，"生活的冥想"练习，核心就是体验生命的真实。这就要求我们有能力重建生命的秩序：在每一个瞬间，调用全部的感知去清晰地觉察此时此刻正在发生并变动着的各种现实，同时不急于做出任何习惯性的反应。

这种觉知现实的能力，包含三个不同的层面：第一，能调用全部的感知系统，用视觉、听觉、嗅觉、味觉、触觉等清晰完整地觉察客观现实；第二，能如实地觉察到自我现实，比如身体体验、思维活动；第三，能觉察到生命、社会及心理世界运作的规律，比如前面谈到的种种生命的真相，包括我们日常生活所受到的经验、文化、环境、感受、思维等方面的种种限制，以及限制背后我们只能反应而无力行动的现实，由此引发的无序与混乱，等等。

这种练习会重建注意力灵活性，同时，它也会帮我们重建个人与感受、思维，以及与时间、与他人、与世界间的关系。

下面，如果你愿意，请跟我一起开始本趟旅程真正的终点：生活的冥想练习。

基础练习之感知身体脉动

在心理困境中，很多来访者身体感知能力都会减弱，大脑的反应也会变得迟缓。在这种情况下，将注意力聚焦于听觉、嗅觉、味觉或触觉的基本感知练习会非常有益。

在这里，我简单介绍一种触觉练习方案，它包含三个不同的动作。

① 动作一：手掌捧心

将右手抬起，覆盖在胸部心脏部位，稍稍用力，用心感受心脏的跳动。如果十几秒后依然感受不到，慢慢闭上眼睛，深吸一口气，然后将左手覆盖在右手上，看看在几秒或者十几秒后，能否感受到心脏的跳动。

如果你感受到了心脏的跳动，就保持这个姿势以及平稳的呼吸，继续感受两分钟。如果可能，同时感受手掌与皮肤接触时温度的变化。当练习结束，手掌拿开时，尝试感受手掌心温度的变化，以及胸部皮肤温度的变化。

如果始终感受不到，那么在一两分钟后，尝试去感知手掌和胸部皮肤温度的变化。

严格地说，这个身体感知练习并非生活的冥想，它与我上面提到的其他常见的正念、冥想等练习一样，依然是注意力集中练习。但是，对感知能力减弱的来访者而言，这种调用触觉的感知练习，通常最容易重建注意力灵活性。

② 动作二：三指号脉

当你可以在第一个动作中清晰地感受到心脏的跳动后，就可以开始第二个练习。

在日常生活中，大多数人都有被中医号脉的经历。

这个练习，模拟的就是中医号脉的动作：将一只手的食指、中指、无名指并拢，轻轻搭在另一只手的手腕外侧，尝试感知脉搏的跳动。

一旦感知到脉搏的跳动，尝试将呼吸节奏变慢变长，然后闭上眼睛，用心感知吸气时脉搏跳动速度、力度的变化；再用心感知呼气时脉搏跳动速度、力度的变化；感知吸气、呼气不同阶段时脉搏跳动是否有细微变化。坚持两分钟。

然后，换一只手，继续感受两分钟。

你能发现呼吸时脉搏跳动的速度是如何变化的吗？

③动作三：指尖脉动

当我们可以清晰地感受脉搏的跳动时，就可以开始第三个动作练习。

无论你的身体是站、是坐，还是正躺在床上，保持身体姿势不动，将两手举到眼前，让对应手指的指肚互相接触，并与脸部保持20厘米左右的距离，深吸一口气，慢慢闭上眼睛，将呼吸节奏拉长变慢，开始尝试感受不同手指指肚间脉搏的跳动。

当清晰地感受到这种脉搏的跳动后，去觉察哪两根手指指肚间的跳动最明显，然后保持其他手指不动，让这两根手指脱离接触，继续感知余下四对手指间哪对跳动得最为清晰，然后保持呼吸节奏，再次松开这两根手指，接着感受余下三对手指间的脉搏的跳动……

当最后一对手指同样清晰地感受到脉动后，松开它们，然后让两手拇指指肚相接，感受它们间的脉动；感知到，再松开它们，让两手食指指肚相接，感受它们间的脉动；然后再松开它们，将两手中指指肚相接……

单独感知完每一对手指间的跳动后，慢慢睁开眼睛，放下手，结束本次练习。

调用身体感知的练习指导很多，比如正念走路、正念吃葡萄干、瑜伽、太极、手鼓舞等，只要它们能带你更清晰地感知生命现实，都可以自由尝试。为什么我建议的练习都以手掌、手指为核心？原因在于：从神经生理学的角度，手指与嘴唇一样，是我们身体感知最敏锐的部位之一。

但是，在练习前，有一点我需要郑重提醒：这些练习只是为了增加注意力灵活性，增加对生命的感知能力，而非为了处理心理痛苦。所以，当我们专注地练习时，很快可以迎来宁静、喜悦、放松的体验；但任何时候，只要我们唤醒美好的记忆，试图用这些练习让自己远离痛苦并快速进入宁静、喜悦、放松的状态，我们就是在自己制造"观察者 I"与"被观察者 Me"的分裂，因此也会开始拒绝现实体验，制造现实与期待的冲突。

在练习中，当我们能够清晰地感知到心脏、脉搏以及生命的脉动时，通常已经体验到了久违的平静。然后，我们才可以开始第二阶段的练习。

进阶练习之静坐不动观察

我们本次探索之旅的目的，是终结一切心理痛苦。因此，所有有效的练习，都不能离开痛苦。

静坐不动观察练习，是一种主动唤醒痛苦并指导练习者真切地体验这些痛苦的过程。当然，这种痛苦是个人可控范畴内的，没有任何危害性。

下面，请跟我一起开始静坐不动观察练习。在这里，我再提醒一下，下面的内容，需要用身体来体验，而非只用眼睛来阅读。

① 第一阶段：室内练习

请先找一个坐垫。

当你看到这句话时，留意此刻大脑里自动化的念头，比如："为什么要找一个坐垫？""我家里没有坐垫怎么办？"觉察到这些念头后，不要被它们带走自己的注意力，带着它们继续往下接着做。

然后将坐垫放到一处室内空地上。

继续留意此刻大脑里自动化的念头，比如："空地？什么空地？客厅里行吗？浴缸里行吗？怎么总是说得这么模棱两可？"或者："我屋子这么小，都无处下脚了，哪还有什么空地？"诸如此类。带着这种觉察继续往下做。

盘腿坐在坐垫上。

继续留意此刻身体的动作，以及肌肉的感觉；同时留意此刻的念头，比如："盘腿？双盘还是单盘？这是我最擅长的，我曾经禅修过很久，这太容易了。"或者："这不就是打坐吗？搞得这么神秘，我以为是什么真正有用的东西呢。"带着这些念头，继续练习。

将双手自然地放到膝盖上。

继续留意自动化的念头，比如："怎么放啊？掌心向上还是向下？"或者："我一般坐着的时候习惯于小臂搭在腿上，然后两手交叉相握。不知这样行不行？"带着这些念头，继续练习。

腰部挺直，抬头，挺胸。

继续留意此刻身体做动作时肌肉感觉的变化，以及此时呼吸的变化。通常挺胸抬头直腰的动作，会伴随着明显的深呼吸，留意这种气息的变化。继续练习。

闭上眼睛，保持身体姿势不动，同时仔细观察身体体验和身体动作的变化。

留意此刻自动化的念头，比如："没有体验怎么办啊？观察什么呢？我感觉什么都没有发生。"或者："为什么要闭上眼睛，这不是在回避体验吗？如果能睁眼，我就可以用眼睛看看周围发生了什么。"或者："这跟我之前练习的正念、冥想有区别吗？没有啊，这明明也是在集中注意力。"观察这一切，然后继续练习。

继续留意身体自动化的动作，比如皱眉、抿嘴、用舌头舔嘴唇、用手挠痒、腿脚活动等。

留意此刻身体体验和念头的变化。

在体验层面，关注头皮、眉毛、脸颊、身体等部位痒的感觉。因为刚开始做练习，很多人无法第一时间觉察到这些体验，那么尝试留意身体动作，比如手在动、眼在动、嘴在动等。当觉察到正在动的那一刻，马上停止动作，觉察动作背后的驱动力量。举例来说，很多练习者一开始都会体验到各种部位的痒，因为无力觉察，手经常会不由自主地挠。此时，当发现手部动作后，要及时地停下来，觉察身体的痒：什么位置在痒？区域大概有多大？痒的感觉集中在一个点还是一片区域？痒的体验是静止的还是互动的？它会持续多久？诸如此类，去观察体验的各种细节。

在念头层面，当身体发痒时，可能会出现各种念头。比如："天啊，不能动吗？太难受了，受不了了，我要被痒死了。"或者："已经持续了一分钟了，怎么还是特别痒？我觉得这种痒是不可能消失的。"或者："我受不了了，我想挠一挠。"或者："我怎么感觉浑身都痒？所有人练习时都是这样的吗，还是只有我这样？我练得对不对？是不是我有问题？"去观察这一切的念头，然后继续练习。

保持直腰、挺胸、抬头的姿势不动，继续观察身体体验和思维的变化。

留意身体各种无意识的动作，观察这些动作出现并被觉察到后，是否会引发沮丧、自责的念头。比如："天啊，又动了，我怎么这么简单的要求都做不到？"或者："我真是太差劲了，我要表现好一点儿，要坚持不动！"或者："我一定要看看，如果这次我不动，这种痒的感觉是否会自动消失。"观察这一切，然后继续做练习。

保持身体不动，继续留意身体感受和自动化念头变化的细节。

在身体体验层面：此时，静坐不动观察通常已经进行了将近20分钟，初习者在身体发痒之后，冷、热、麻、痛、僵等感觉都可能出现，去觉察感受变化的细节。比如盘坐的双脚开始发凉、发麻，这种麻的感受从脚踝开始，逐渐向外扩散，先至脚面，又至小腿……慢慢地，一只脚麻的感觉消失了，另一只脚开始痛，或者因为要保持坐姿，呼吸开始抖动；肚皮和膝盖因为劳累，也开始不自觉地抖动……

在念头层面：随着端坐时间的增长，评判式思维可能会不断地涌现，比如："看一下时间，我坐了多久？"或："天哪，刚刚才过了5分钟，我怎么这么累？"或者："太累了，受不了了，我想动一动。"或者："已经30分钟了？看样子我表现得非常不错，要继续坚持。"或者："这练习怎么这么无聊？这种觉察有意义吗？我的大脑老是在胡思乱想，为什么不练习控制这些念头，反而要去关注它们？"

你去清晰地觉察这些体验和念头的变化，然后继续做练习。

你坚持了30分钟以上，开始浑身发抖时，保持身体直腰、挺胸、抬头的姿势不变，倒计时10分钟，去觉察所有的身体痛苦和念头的纠结。

比如观察身体的抖动，包括抖动的部位、频率、速度、幅度等。在观察身体抖动的同时，观察高度活跃的念头。诸如："什么？还要坚持10分钟？太累了，我实在是坚持不住了。"或者："太好了，再有10分钟我就可以放松了。"或者："这没什么大不了的，我能做到。""看看还剩下几分钟。什么？还有9分钟？天啊，时间怎么过得这么慢？""耶！最后1分钟，今天的练习马上就成功完成了。"去觉察这一切，然后继续做练习。

10分钟倒计时结束时，不急于马上动，保持坐着的姿势，但试着将两条腿向上微微抬起，让它们不再彼此紧紧相压。

觉察腿脚瞬间血脉流通的感受：轻松感、冲击感、温暖感、如释重负感等。同时，觉察此时此刻的念头，比如："真舒服啊！"或者："终于结束了，我做得还不错嘛！"

当你体验到这些鲜活的感受后，结束本次训练。

上面，我用语言呈现了一次静坐不动观察练习的完整过程。这种语言的描述，不可能穷尽一切鲜活的现实。在练习中，我们往往会遇到很多意想不到的事情。比如环境中可能会有声音干扰，我们自己的呼吸声也可能异常清晰、绵延不断。很多初练者在遭遇它们时，情绪容易变得很烦躁，会出现"别管它，继续"，或者"怎么这么多杂音，真是烦死了，连个安静练习的地方都没有"等自动化念头。在这里，我要明确提醒一下：所有这些鲜活的现实，都不是练习的阻碍，相反，它们就是真实生活的一部分，同样是练习的着力点，是练习中要尝试清晰觉察的领域。与此相类似，随着练习次数的增加，大脑评判式思维会不断涌现，比如练习前的"又要练习了，真烦"，或者"太棒了，又可以安静一会儿了"，或者练习后的"怎么感觉一点儿收获都没有"，或者"我已经能坚持练习1个小时了，是不是不用练了？"这些思维，同样是练习要觉察的领域——这就意味着，从准备练习到练习后几分钟，我们都需要有意识地去觉察。

调用五官感知世界，是前一个基础练习的重点。静坐不动观察练习的重点，则是如实地观察各种内外因素作用于个人所带来的身体体验和思维体验的变化，同时绝对不试图去干扰它们。

生活中，很多人喜欢将"接纳""当下"挂在嘴上，实际上，那通常只是思维的游戏。这里我要强调的是，这种如实感知而不做干扰、也不试图控制的觉察行动，就是与痛苦共处的行动，就是活在当下的行动，就是真正的接纳的行动。很多人期盼的"无条件爱自己""宽恕"，就蕴含在这样的行动过程中。

Tips

练习提醒

静坐不动观察练习的核心，不是特定的身体姿势，不是坚持的时间长短，而是不动和清晰地观察行动。在这里，我再做一次解释：静坐的姿势没有任何意义，它只是我们用来主动激发不愉快体验的手段。你若理解了这一点，静坐的姿势也可以改成马步半蹲姿势，或者张开双臂拥抱天空的姿势。只要这种改变能主动激发不愉快的身体体验，并且我们可以如实地观察这种体验而不必逃开就好。事实上，我确实遇到了一些习惯于静坐的来访者，比如军龄几十年的军人，常年练习正念、冥想的老师。对于他们而言，静坐无法主动唤醒任何不愉快的感受，所以，他们练习的身体姿势，都要做出相应的调整。

与无意义的静坐相比，不动至关重要。因为它可以同时提升三方面的能力：其一，在练习中，逐渐改变第一时间做出动作反应的习惯。因为我们已经知道，在心理世界，无意识的反应虽然短时间可能有效，但会带来长期的心理伤害。其二，它可以提升我们的自控力。在对麻、痒、痛，以及思维的矛盾冲突等方面的观察与不动中，我们的自控能力会迅速提高。其三，它可以终止无意义的能量损耗，让我们拥有更充沛的身心资源去完整地觉察发生了什么，在未来，也更有可能据此做出有效的应对行动。

我要重点指出的是：不动虽然重要，但觉察才是整个练习真正的核心。生命的真相之一，是我们在感受、思维等方面的掌控下，没有行动的自由。要想终结生命被掌控的状态，觉察是第一步，也是最后一步，因为觉察本身就是自由行动的过程。

所以，在练习中，留意一切被伪装成各种面目的自动化念头，比如所谓的思考"这种练习为什么会有用？"或者评判"我的经验告诉我，这个练习毫无用处"……去清晰地觉察而不试图认同、否定、指责或改变、控制它们，这是练习真正的方向。

最后，我想强调一下练习时间：在第一周，可以尝试每次练习40分钟；从第二周开始，可以将时间增加到1个小时。当我们对自己的身体体验和思维体验越来越熟悉时，就可以进入静坐不动观察练习的第二阶段——室外练习阶段。

② 第二阶段：室外练习

与第一阶段不同，第二阶段的练习，要在室外进行。

在第一阶段的练习中，如果你已经开始形成敏锐的觉察能力，那么在看到"室外练习"这四个字时，你会迅速捕捉到可能的念头变化，比如："什么？要到室外练习？什么室外？在露天吗？还是在人群里？如果在人群中练习，那可就太恐怖了……"在这种觉察中，你有可能会捕捉到自己下意识的结论："不行，太可怕了，我做不到。"或者："在大庭广众之下练习，这很有挑战性，但我可以尝试一下。"

你能觉察到吗？

如果觉察不到，可以暂时回到第一阶段的练习。如果你能觉察到，那么，试着觉察伴随着念头出现的感受。如果你感觉这是一件恐怖的事情，那么，此时你的身体变化是什么？体验是什么？试着觉察体验变化的细节，比如身体收缩、呼吸急促、心跳加速、想扔下书转身就走等。试着去觉察这些细节。

当然，这很不容易。在心理困境中，我们已经习惯了在遭遇不愉快感受或预测到将遭遇它们时转身就跑。因此，当第一次离开静坐不动观察练习的环境时，我们常常无力处理现实生活中的不愉快感受和自动化念头带来的挑战。

如果你也面临这样的情况，请暂时中断要到室外做静坐不动观察练习的意图，跟我一起尝试另外两个辅助练习：拥抱体验与认知去融合。

① 拥抱体验

这个练习的核心有两点。

第一，身体姿势。双脚左右分开跨立，两脚间的距离可以与肩同宽或者稍宽，挺胸、抬头，向着天空展开双臂，感受身体打开时自然变深变长的呼吸。

第二，语言。保持这种身体姿势不动，用语言描述此时身体体验到的糟糕感受，诸如："我现在心跳特别快，感觉自己都快喘不上气来了；胃部很紧，就像堵着什么东西似的不舒服；我能感觉到身体在往下坠，特别不想保持这样的身体姿势……"诸如此类，将自己真实的体验细节尽可能完整地呈现出来。但在描述的最后，要加入一句转折："尽管我如此难受，尽管我想缩起来，但我还是可以站起来拥抱所有这些不好的体验，我可以静静地看着它们来来去去，不再试图控制它们了！"

如果你用语言完成了这段对细节的洞察后，依然被感受控制着，依然缺乏行动的能力，那么保持身体姿势不变，再说最后一句话："好的，我确实很难受，让我继续专注地陪伴着难受的感觉。"之后，保持匀速呼吸，坚持 3 ～ 5 分钟，继续体验身体感受的变化。

如果拥抱体验练习依然不足以带你有效处理内心的不安，那么，继续尝试去做下一个辅助练习。

② 认知去融合

面对"去室外练习"引发的强烈不安，很多人脑海里会反复出现"做不到""不行""可怕"等词汇。认知去融合，就是消除这些词汇对我们影响的过程。

选择一个大脑中挥之不去的词汇，比如"可怕"，设置一个 40 秒的闹钟开始计时，同时大声、快速、重复地说出"可怕"两个字"可怕可怕可怕可怕可怕……"尽可能地保持你最快的速度。

体验一下，当你这样做时，发生了什么？

当"可怕"等词汇不再影响你时，你也可以尝试用同样的方法说出"室外"或"室外练习"这几个字。看看处理过后，它们是否还会让你如此恐惧。

当你完成了上述处理，开始拿着坐垫走出家门时，第二部分的练习就正式开始了。

走出家门后，留意自动化的念头，比如："千万别遇到熟人。"或者："万一邻居看到我拿着垫子出门，会不会感到奇怪？"或者："选哪个位置好呢？这个位置周围人太多了，那个位置不平坦……"带着所有的感受和念头，继续行动。

当你找好位置，准备就座时，留意身体的每一个动作。

弯腰，放下坐垫，调整位置，同时留意每一个念头，比如："这里不错，就这里了。"或者："哇，真意外，现在没人，这可真是太好了！"或者："这里很热/很冷，我能不能坚持1个小时？"带着这些念头，继续行动。

慢慢坐下来，闭上眼睛。

与家中练习不同，室外的练习，干扰因素更多。但关注所有的干扰因素，以及它们所引发的身体体验和自动化念头变化，就是练习的核心目的。所以，当你闭上眼睛时，注意留意自己的每一个念头，比如："有脚步声在靠近，有人看到我在这里打坐，他们会想什么？"或者："远处小鸟在叫，天哪，我从来没注意竟然有几种不同的鸟叫声。"或者："什么声音？是蚊子！天啊，户外练习的干扰可真多，它万一叮我该怎么办？我是动，还是不动？"或者："有风吹在脸上/太阳照在脸上，真的很舒服。"

就像在家中练习一样，接着完成1个小时的不动觉察练习。

静坐不动观察练习，每天一次，每次持续1个小时左右即可。练习了三四周后，当你发现自己已经可以清晰地觉察到生命中每时每刻的体验而无须与之战斗时，你就可以结束形式化的束缚，开始真正进入本趟旅程的终点：生活的冥想。

03
实践应用之生活的冥想

每个人都渴望宁静、喜悦的生命状态。

千百年来，人类一直在努力制造一个个封闭的角落，让自己能短暂地躲避其中，以求获得片刻的安宁。

但当人们走出那些人为制造的角落之后，生命的痛苦依然会在现实生活中接踵而来。

因为生命是鲜活的，那些僵化、仪式性的解决方案，其适用范围永远是有限的，它们注定无法适应层出不穷的挑战。实际上，包括我在《反内耗》中提及的种种仪式，一旦被用于控制自我感受或念头，就会同样遭遇彻底的失败。

那么，如何才能真正获得内心安宁的体验呢？

如果你真的通过观察自己的生活，从体验层面彻底理解了我们前面一起探讨过的生命真相，你就会发现：平静不是意志追寻的结果。因为意志是"观察者 I"作用的领域，我们已经体验到"观察者 I"必然会带来分裂与冲突，以为思考、分析、选择等意志活动能帮我们解决心理世界的问题。但任何时候，只要调用意志，想要追寻什么、获得什么，或者拒绝什么、排斥什么，那么我们就是在人为地割裂现实、制造期待与现实的冲突，也会因此引发沮丧、悲伤、愤怒等情绪，进而加剧或延长原有的心理痛苦。

因此，我们整个练习，都是要拥抱生命的现实，从而彻底终结"观察者 I"——也就是意志——在心理世界的活动与影响。

这就是生活的冥想：去洞悉心理世界运作的规律，去洞悉沮丧、愤怒、悲伤、孤独、无力、绝望等一切愉快或不愉快情绪背后一致的心理过程（本书的前两部分，所做的都是对规律、真相的洞悉），去重建灵活的注意力分配能力，从而一刻接一刻地持续观察并生活于现实世界。

在进一步探讨之前，我要再次声明的是：生活的冥想并非一套仪式化的方案，它是一种建立于个人生命体验之上，终结了各种无益内耗的生命状态，是一种持续不断的个体行动过程。

在这里，为了方便大家更好的应用，我将从三个层面系统介绍生活的冥想：可应用的技术、实践的过程示例、实践的社会作用。

可应用的技术

既然生活的冥想是一种个体行动过程，那么，我们就要了解行动的标准、可参考方案，以及前进的方向。

我们先说行动的标准。

生命中，每当要培养一种新能力，我们就很容易变得惴惴不安，进而开始依赖权威或指导者：你看我这样做行不行？对不对？有没有需要调整的地方？

这种不安，就源于评判的本能，以及对评判标准的生疏。

所以，要想开始生活的冥想，我们自己先要掌握评判的标准。如果"评判标准"这几个字让你困惑，我先做一个简单的澄清。这是现实世界对技能的学习过程，所以与心理世界的学习不同，这里我们需要"观察者 I"，需要评判标准，否则我们将无法前进。

在生活的冥想中，有任何专家或权威可以帮你判断自己做得对错吗？答案是否定的。在这里，你的评判、我的评判，或任何其他权威的评判都毫无意义，唯一能对行动有效性做出评判的，是你个人的体验。如果一种行动让你终止了内外冲突，让你拥有更充沛的身心资源，让你更热情地追逐真正想要的生活，那么这种行动就是正确的，或者说是具有适应性的；如果一种行动让你更纠结、更矛盾、更无力，让你一步步远离自己想要的生活，那么它就是错误的，或者说是非适应性的、需要调整的。

这样我们就有了生活的冥想唯一的评判标准：你的行动，是否停止了无意义的身心损耗？是否开始让你充满热情？是否让你积极地朝向生命的渴望去行动？

掌握了这一评判标准，我们就可以进入第二个话题：行动的可参考方案。

虽然生活的冥想不是一套方案，但如果完全没有指导，大多数人就会变得一脸茫然。所以，我在实践中提炼了几种针对不同情况的行动方案。

糟糕的情绪体验：拥抱体验

在心理困境中，我们最容易觉察到的，就是糟糕的身体体验：疲劳，浑身无力，胸口像压着一块重物，呼吸急促，几乎喘不上气，头隐隐地痛，眼睛好像无法聚焦，坐立不安，只想起身走开……

所有这些身体层面的体验，都可以用一种行动进行有效处理：拥抱体验。在静坐不动观察练习部分，我曾经对此行动进行过介绍，在这里不再赘述。

但在极端的困境中，很多人喜欢躺在床上、蜷起身体，或者因为长期劳累胳膊无法抬起，所以他们几乎无法站起来尝试这一打开身体的动作。如果你也是这样，躺在床上时试着打开自己的身体：依托于床的支撑，做出"大"字形的身体姿势，然后在这个姿势下完成"拥抱体验"练习。

当然，如果你连躺着做动作都不愿意，那么，你可以让自己舒舒服服地蜷曲几分钟，只是在蜷曲身体的同时，要有意识地收缩肌肉——将全身每一块你能绷紧的肌肉都绷紧，保持几秒钟，然后停止紧绷的动作，休息几秒钟；再次绷紧每一块肌肉，保持几秒，然后停止绷紧，休息几秒……重复这一动作两三分钟，看看身体体验会不会有所变化。当你在行动中摆脱了体验的束缚时，站起来，尝试着用前面的方法来拥抱自己的痛苦体验。

自动且失控的思维：思维刹车

当我们感受到痛苦时，一定会伴随着失控的思维。实际上，如果你已经完成了静坐不动观察练习，就会发现，很多痛苦都是思维活动的结果。

所以，要想终结心理痛苦，我们就要有能力随时用行动为思维踩下刹车键。

思维刹车的行动，在前面静坐不动观察部分，我已经介绍过"认知去融合"的快速词汇重复法。现在，我再介绍另外两种方法：大脑命名对话法和恍然大悟法。

大脑命名对话法，就是指给自己的大脑起个名字——这会帮我们迅速拉开与思维的距离。假设我给大脑起名为"老于"，任何时候，当我感觉自己因为反复的回忆、思考、分析、选择等活动而丧失有效行动能力，或者陷入心理痛苦时，都可以与它做一个简单的对话："老于，你好，我注意到你又出现了，非常感谢你关心我的生活，我知道你想帮助我。但是，我现在还有事情要处理，所以我无法照顾你，请你自己去完成，我要接着做我的事情了，再见。"这种对话，在刚开始练习时一定要说出来，让自己的耳朵能够听到。

在开始实践之前，有三个要点我需要提醒大家：关于对话的语言，我们可以根据自己的情况自行组织；关于表达的内容，要包含"欢迎""感谢""安顿""告辞"这四方面的内容；关于对话的态度，绝对不能视之为敌人，而要理解它是我们生命中最重要的关系，甚至比与父母、与孩子、与爱人间的关系更亲密，只有它会不离不弃地伴随着我们走完生命的全程。所以，这一定是一种朋友之间充满了尊重、理解而非对抗的对话模式。

前面我们曾提到过，大脑非常聪明，所以它的语言往往会以不同的面貌出现，有时会让我们无法识别。比如"这种练习没有用"，或者"我试过了，一点儿都不好使"，这同样是大脑自动化的语言，对它们同样要用有效的刹车行动加以处理。

恍然大悟法，是指在生活中随着实践机会的增加，对思维的处理速度会越来越快。对我来说，思维刹车在更多的时候只是一句简单的恍然大悟，比如，"哦，天哪，我又陷入思维过程了""我又开始回忆了""我又忍不住在分析了""我又想'想明白'了"……通常，这一句简单的"哦，天哪……"式的自我觉察，就足以将我的注意力重新拉回现实世界，投入自己想做的任何事情中。

无意识的反应动作：自我叫停

我们说过，发展的表现之一，是培养适应性习惯。

这些习惯，体现在动作中，就是无意识的反应。比如不舒服时起身就走，悲伤时收缩身体，愤怒时攻击自己或他人。在心理世界，这些无意识的反应，不是问题的结果，而是问题的一部分。

所以，我们要有能力为无意识的反应喊停。

在静坐不动观察练习中，我们一直在尝试观察无意识的身体动作，这是喊停的基础。生活中，任何时候，当我们发现自己只是在反应而非有效行动时，我们都可以伸直左臂或右臂，然后立起手掌，掌心向前，简单地说一个字："停！"然后，保持这种身体姿势几秒钟，觉察此时此刻究竟是感受还是思维在驱动自己，再使用相应的行动方案加以处理。

在掌握了这个行动的原则和方案后，我们再探讨第三个部分：行动的方向。

人类的一切行动，都是有目的的。

这种现实生活中的目的性，与思维世界的目的性很容易混淆，其实，它们是两个截然不同的领域：前者，是生命整体的渴望，是行动的方向和灯塔；后者，是生命分裂后"观察者I"工作的领域，是一切心理痛苦的根源。

那么，要如何确定生命中行动的方向呢？答案有两条路。

第一条路，是在终结了一切恐惧、不安、依赖等情绪之后，发现内心真正的渴望，然后以此作为行动的灯塔。但这很难，因为几乎无人能满足前面的条件。

第二条路，是观察自己所恐惧的事，然后从其对立面中发现自己的行动方向。比如一个有社交恐惧的人，害怕被嘲笑、被伤害，那么他真正渴望的，就是被人尊重、被人接纳。因此，其行动方向就是补足社交技能，去更多地融入社会生活。再比如一个休学的孩子，她害怕读书，害怕考试，害怕听到、看到与学习有关的一切事情，这就意味着，她真正渴望的，是学习上的进步。所以，她行动的方向，就应该是补足相应的技能，从而更好地学习。

在困境中，要想明确行动的方向，第二条路是必由之路。

我说过，生活的冥想目标是绽放生命的热情，但这种热情不是盲目的。在你开始生活的冥想之前，试试借助第二条路，先找到自己行动的方向。

为了让大家更好地理解生活的冥想实践，我用模拟的方式呈现自己一天的生活。

实践的过程示例

我说过，我渴望能更好地帮助每一个陷入心理困境的人。因此，我行动的方向，在示例中将会非常清晰：尽可能有效地支持来访者，同时将我对终结一切心理痛苦的感悟，转化为文字，方便更多的人借鉴。

在这一行动方向上，我详细讲述生活的冥想是如何贯穿于我的日常生活的。

6：30

闹钟响起，我的意识慢慢恢复。柴柴（我家的小狗）发现了我的变化，兴奋地跑过来将下巴搁到我床边，用期待的眼神看着我。

"哦，又要赶紧起床去遛狗了。"一个念头出现在脑海里。但还是很困，我转动了一下身体，继续躺着，注意到我的清醒和懒惰，柴柴开始兴奋地晃动尾巴，在床边躁动不安地来回踱步。"唉，要是不用遛狗就好了。"新的念头迅速涌现。我注意到这个念头，迅速看清了它与现实的冲突："嘿，我又抓到你了！"一瞬间，我的注意力又回到了现实。

我深吸了一口气："好了，数十个数后起床。"我从 1 默数到 10，伸了个懒腰："好的，现在起床。"

7：00

在铁路边的公园里，柴柴遇到了以前常在一起玩的小狗多多。

多多兴奋地带着妈妈跑到柴柴身边，柴柴漠然地看了它两眼，转身走开了。"柴柴这两天特别懒，没精打采的，谁都不理。"我有些尴尬，赶紧解释。在解释的瞬间，我注意到了自己的尴尬：哦，我内心期待着柴柴能回应多多的热情，所以当它不搭理对方时，这种现实与我的期待产生了冲突，所以我会感觉很尴尬。

在这注意到尴尬的一瞬，我的尴尬消失了，注意力又回到了现实。

漫步在公园，我远远地看到了另一只柴犬，我认识它，因为它曾有两次冲上来咬柴柴，所以我赶紧把柴柴拉到一边躲开，对方的主人也赶紧拽住自己的狗，彼此相安无事。就在几年前，这样的场景还会让我恐惧且愤怒。但后来，当我发现自己的恐惧与愤怒只是源于"观察者 I"对过去不愉快经历的唤醒动作后，类似的恐惧依然还有，但会转瞬即逝，而愤怒已经很少出现了。

7：30

我静静地跟着柴柴，我们俩依然在路上磨蹭，我下意识地看了下时间，一个自动化的念头出现了："今天上午约了一个来访者，还有些东西需要准备，我需要早点儿到咨询室。"念头出现的瞬间，我和柴柴慢悠悠的动作突然成为一种挑战，变得不可容忍了："柴柴快点儿，我还有事儿，咱们赶紧回家。"说完这句话，我又注意到了自己的变化：好吧，我确实很着急，但我能拥抱这种着急的感受。

我深吸了一口气，拉起柴柴就往家走。

从公园回家要经过一个路口，正好是绿灯。"柴柴，快点儿，是绿灯。"这时，一辆右拐弯车呼啸而来，我赶紧在斑马线上停步让路，它卷起一阵狂风冲过我身前。"会不会开车？不知道斑马线礼让行人吗？开这么快去找死啊！"伴随着一股强烈的愤怒感，一系列自动化的念头迅速冒了出来。

在心里骂过两句后，我突然觉醒了："天啊，我怎么会脾气这么大？这么愤怒？"一瞬间，我看到了自己愤怒的过程：我期待自己的安全不受威胁，期待着汽车能礼让行人，尤其是绿灯时在斑马线上通行时；但现实是，绿灯时我正踏着斑马线过马路，这辆车却超速抢行，危险感席卷着我的全身，这种自动化期待与强烈的现实刺激，迅速构成了我大脑里自动化的比较，由此带来的巨大冲突让我愤怒不已。一旦我看清了这一冲突过程，几秒内，我的愤怒感就彻底消失了。

8：30

上了地铁，我开始看书。一开始，我阅读得非常专注，直到一个念头闯入："到哪里了？"我看了一眼即将到达的车站，低头继续看书。但是，低头时，我无意中扫视到周围的人群，几乎每个人都低头专注地盯着手机。"又是只有我在看书？我太棒了！"一股自豪或称为自动的感觉油然而生。我眼睛盯着书，但大脑里赞美着自己。对这一正在进行的衡量、比较式思维活动，我毫无觉察。直到几分钟后，我才突然醒悟："天哪，我这会儿连一个字都没看进去，又走神儿了。"我深吸一口气，在心里做了次简单的思维刹车："好的，我能允许自己走神，但现在我需要停止自夸，重新开始阅读。"

于是，我的注意力被重新投放到书中。

9：25

下了地铁，我又看了一眼时间。一个判断自动浮现：糟糕，我马上要迟到了。我开始奔跑，但与此同时，脑海里自责、羞愧等念头不受控制地出现："我怎么总是这么拖拖拉拉？为什么不能早点儿出发？在见来访者时，我从来都是早到一会儿提前就做好准备的。唉，今天这从不迟到的金身算是被破了！都怪柴柴，要不是遛它，我绝对不会迟到的……"

当我开始责怪柴柴时，我终于觉察到自己身上发生了什么。我拍了两下手，伸展开胳膊，迅速完成了拥抱体验和思维刹车两个动作："好了，我现在的感觉很糟，但我可以体验一下这种糟糕的感受。我知道自己会踩着约定时间的尾巴进入咨询室，这非常不合适，但这就是即将发生的事实，我能接受这一点。现在，让我先想想，见到来访者时我要说些什么。"

再一次，在觉察到发生什么之后，我迅速结束了自责、羞愧的思维和体验过程，也停止了寻找替罪羊的思考过程。

此时，即将迟到的焦虑感、内疚感依然存在，但它们已经越过了自己情绪的高峰，因为我的注意力已经再次回归现实。

11：00

送走了第一个来访者并完成了会面记录后，我感到有一点点疲劳，一个念头出现了——"休息一下"。对它，我毫无抵抗力，于是，就随手翻开网页，偶然间看到一个新闻故事：27 岁外教菲利普去世时捐献器官救助了 5 名中国人，如今康复的他们一起组乐队帮菲利普圆音乐梦。"好感人！"我一边读，一边想。

当读到文中菲利普的父亲讲述儿子的梦想"喜欢音乐，喜欢弹奏吉他，喜欢说唱和表演，他曾经还特别希望能组建一个乐队"时，不知为什么，我的眼泪刷的一下盈满了眼眶。

但眼泪出现的瞬间，我觉察到了内心的伤感。我稍微一愣，迅速发现自己的思维已经瞬间完成了一个判断：真可怜，这么好的年轻人，却无缘实现自己的梦想，这实在是太令人感到伤心了。有了这样一个"原来如此"的领悟，悲伤感消失了，我继续阅读故事。

很快，我读到了菲利普的父亲写给亡子的信："提起笔来，'见字如面'的词语已成奢望，唯有不争气的眼泪，千行，万行……"瞬间，我的眼泪就滑上了面庞。我知道，这句话触动了我，我能理解这位父亲的伤痛。虽然有一个声音告诉我："忍着，不要哭，在办公室被人看见多丢人！"但我不想控制自己的情绪，我抽了张纸巾，轻轻捂住眼睛，让眼泪默默地流了几秒钟。"即使几秒钟，流泪也会帮我释放大脑压力"，我注意到这些念头全都来了就走，然后继续用纸巾捂着眼睛。几秒后，我睁开眼，一片清新，我又可以接着阅读了。

在故事的最后，菲利普的父亲在信中的结束语，几乎再次让我流泪。结束了这个故事，一个念头突然涌现出来：我应该把这段生动的体验呈献给每一个来访者。但是，另一个念头随之出现：呈现什么？一个40多岁男人的脆弱吗？不怕丢人吗？

我注意到它们的较量，简单地说了一句："哦，天哪，我的思维冲突又开始了，我能接受它，但现在我要先做完自己的事情。"于是，我迅速打开电脑，把这段体验完整地记录了下来。当我专注于觉察并记录自己身上刚刚发生的事情时，很快，我又进入了专注与平静的状态。

16：00

我起身回家，在地铁上，随手翻看着群里父母们的交流记录。一位妈妈发送的信息吸引到我："我现在都不敢跟孩子说话，生怕刺激到她。所以，每当她情绪激动时，我就赶紧出门躲开她……"

我认识这个妈妈，之前也曾跟她交流过很多。看着她的信息，我突然有一种非常愤怒且无力的感觉："怎么教都教不会吗？"一个念头悄然爬上心田。但这一次，我没有被这种无力感和愤怒感控制很久。我迅速看清了自己情绪变化的过程：我本以为她知道如何有效支持孩子，因此我对她产生了一种期待，结果看到这些话，我迅速体验到对她的失望。这种失望，又唤醒了我对自己的失望——我教了她，但完全没有教会她，我怎么会这么差劲？结果，对于这种失望和自我指责，我没做有效处理，它们又进一步发展成愤怒和无力。

觉察到这一切，愤怒和无力已经不翼而飞，但我再次深切地感受到悲哀以及由悲哀带来的危机与责任意识：那么多人，每天都在制造新的痛苦，都在错误的道路上越走越远却毫不自知。面对这种情况，我究竟能做些什么？

经过几秒的思考之后，我决定要尽快完成这本揭示痛苦真相的新书。

19：00

妻子下班了，一边吃饭一边跟我念叨公司里发生的事情。

"又开始唠叨了。"我心想。但转瞬之间，我就注意到这个念头："天哪，我又开始用过去的经验看妻子了。"在这觉察到的瞬间，我走出了对她的偏见，注意力又回到她的表达之中。

倾听着她的苦恼，很快，一个念头莫名地涌现出来：你的苦恼能跟我说，但谁又能倾听我的苦恼呢？于是，我开始盘算，如果自己遇到这样的事情，究竟可以跟谁诉苦。

在盘算中，我又走神儿了，孤独、寂寞的感觉油然而生。

"哎，你说我说得对不对？你到底听没听啊？"妻子的询问惊醒了我，与孤独相伴的思维瞬间烟消云散，寂寞感也随之不翼而飞。我深吸一口气，重新看向她："天哪，我刚刚突然又想别的事情了。对不起，你刚才说到哪里了？"

看到这里，你能自己体会到什么是生活的冥想吗？

在不到一天的时间里，我先后经历了抱怨、尴尬、焦虑、愤怒、自大、自责、失望、悲伤、平静等诸多情绪，但是，它们并没有像很多来访者害怕的那样困扰我的生活。也许很多人会说我经历的情绪烈度很小，如果你也这样认为，就去观察自己情绪的烈度究竟由什么掌控。我们注意力资源投放的多少，才是情绪烈度的核心。所以，情绪多变从来就不是问题，能否拥有注意力灵活性，能否有效处理不同的情绪挑战，才是核心问题。

对于有些读者来说，这段示例呈现的问题可能过于轻松，因为它没有呈现出生活中看似不可调节的冲突。确实，有很多挑战，真的会让我们精神崩溃，让我们感觉无法处理。所以，我再分享一个我真正崩溃的案例——夫妻互动。

在练习中，我会告诉很多来访者：爱情的基础是令彼此产生美好的感受或对美好感受的预期，比如被关爱、被倾听、被尊重、被认可、被支持、被保护等。在这里，我们可以稍作停留，你能发现我提到的这些都是以自我为中心、以经验为基础、以评判为行动的思维活动吗？任何时候，当这种感觉被破坏时，感情的基础都会遭到冲击。

在一段特殊时期，妻子必须居家办公。居家办公的副作用，是她有机会随时将工作的情绪带入与我的互动。比如当她与客户的沟通遇到困难时，我的一句话就会引起她的愤怒。持续几天之后，在未曾察觉的状态下，我竟然会有些害怕面对她，甚至看到她时我就会感到烦躁与愤怒。如果你们完整地理解了前面我们探讨过的信息，你就会理解烦躁与愤怒的根源：面对她，我丧失了如实接触的能力，我被大脑自动唤醒的记忆控制住了。换句话说，此时，我时刻生活于思维构建的世界之中。

这不是妻子的问题，完全是我自己的问题。

但是，我对这一切丝毫没有觉察——我要提醒读者：时刻专注而清晰地觉察发生了什么并非易事。所以即使我们做不到，也无须感到羞愧。

终于，在一件微不足道的事情刺激下，我的大脑号叫着发出了自动化的语言："她太烦人了，我再也受不了了。"于是，一句伤害性的话脱口而出："我现在真是太讨厌你了。"对于妻子来说，她明显被我当头一棒打懵了，可能都不知道发生了什么，但是她的本能告诉她"有危险，要反击"，于是，她也愤怒地宣告："我现在真的是非常非常讨厌你！"

遗憾的是，此时我依然没有察觉到究竟发生了什么，我怒气冲冲地拂袖而去。你看，在这一过程中，因为缺乏清晰的觉察能力，不了解发生了什么，我同样被离苦得乐的反应模式驱动着，做出了短期有效却长远有害的反应。

脱离接触，并没有改变我的情绪体验，实际上，与所有来访者的遭遇一样，这反而令我感到更加痛苦：过去曾经发生过的、很多琐碎的甚至没有意义的互动细节，如沉渣般泛起，我的心中仿佛被塞入了一块巨石。此时，我彻底成了感受和思维的奴隶。

在绝望中，女儿来到我身边："爸，你应该向妈妈道歉。"

女儿的话让我非常反感："为什么每次道歉的都是我？"你看，我依然被困于记忆和经验中，依然没有看清发生了什么。

女儿："以前我跟妈妈吵架，你都让我道歉。现在轮到你了，你就不道歉了？"

女儿简单的两句话，仿佛把我混乱的大脑敲开了一条缝隙。"是啊，为什么我自己如此地表里不一呢？我到底给孩子做出了什么榜样？"一瞬间，我的大脑恢复了一丝清醒，但是，我的身体感受依然很糟。遗憾的是，我在自动化念头（我确实不想道歉，不认为自己错了，但是女儿说得对，我应该给她做个好榜样）的驱使下急于行动，所以完全没有处理自己的感受就直接来到妻子身边，生硬地挤出一句话："我为我刚才的错误向你道歉。""你有什么错儿？你怎么会犯错呢！"因为没有真正处理好身体感受，所以妻子的话迅速被我解读为冷嘲热讽式的拒绝，我再次转身离开。

到这里，我完整地呈现了一段失败的生命旅程——你可以看到，在这个过程中，我完全成了反应的奴隶，没有一丝行动的自由。

此时，事情并未结束，我依然被痛苦束缚着。但再次离开之后，我已经察觉到自己的失控，所以，我开始着手处理自己的思维和感受。

当感受真的平复时，我终于发现了自己身上发生的一切：我被记忆和感受驱动着，伤害了自己的妻子。我必须向她道歉。

但想到道歉，一个自动化念头随即出现：万一她再次拒绝我呢？万一她继续对我冷嘲热讽呢？万一她……幸运的是，此时我的身体体验已经恢复了平静，所以，这次我第一时间关注到了这些自动化的假设与推衍。"好的，这些确实让我担心，但是我可以带着这些担心，去做自己需要做的事情——真诚地道歉。"

于是，我带着内心的种种假设，带着这些假设所引发的恐惧，再次出现在妻子面前。

所以，在我这段或失败、或成功的生命旅程中，你能发现生活的冥想的真谛吗？

生活的冥想，不是让我们永不犯错，不是让我们逃避现实，不是让我们真的不再有任何心理痛苦，而是让我们更清晰地觉察自己生活中究竟发生了什么，从而能更有效地处理错误、冲突以及痛苦，继而能向着想要的生活坚定前行。

任何人，只要愿意，就可以在自己的生活中引入这种行动，充满热情地去爱、去生活，这就是生活的冥想！

生活的冥想的三种境界

清晰地觉察是生活的冥想的起点。

在生活中，很多来访者会不自觉地陷入思维世界却毫不自知，比如当个人利益被侵犯时，我们的脑子里可能会纠结"她这样对我太不公平了，我希望她可以学会尊重我的利益。但是，如果我直接告诉她我不喜欢她的做法，她会怎么想？我俩会不会因此陷入争吵？我会不会因此失去这个最好的朋友？怎么办？我到底该说出来还是自己忍着？"

任何时候，觉察到我们身上发生了什么，觉察到现实世界与思维世界的转换，都是终结痛苦的第一步。这看起来容易，但实践起来会非常难。比如有一次，母亲和我谈论晚上睡不着觉的事情，她说："你说得不对，我躺着睡不着觉的时候什么都没想！"我不解地问："那你在躺着干吗？"母亲的回答没有一丝的犹豫："我就默默地跟自己说，快睡，快睡，不要瞎想。"

所以，清晰的觉察意味着我们时刻警觉一切正在发生的行动，包括"我已经拥有了觉察一切的能力"，或者"我什么都没想"等评判性的念头。

一旦我们拥有了基础觉察能力，生活的冥想便会展现为三种不同的处理境界：第一种，开始与我们觉察的现实战斗，陷入新一轮的痛苦中；第二种，与让我们痛苦的现实共存，停止任何意志层面的挣扎，开始体验到平静；第三种，真的洞悉了生命的真相，有能力拥抱一切好与不好的体验，并开始新的、热情的行动与生活。

境界一：觉察＋战斗

在心理灵活性训练中，当来访者拥有对现实世界基本的感知能力后，我会带大家练习并实践很多技术方案，比如重建自我故事，用收获视角而非丧失视角看问题，用第三方视角处理创伤，调整时间模式，增加情绪表达词汇，在焦虑、紧张时尝试腹式呼吸、肌肉渐次放松，在人际互动中习惯于用语言表达出内在的感受与需要……

一开始，这些都需要来访者做有意识的练习与实践。

这种有意识，就意味着"观察者 I"的存在。因此，在这种情况下，"生活的冥想"仍然停留在思维层面，在以"看似是接纳，实质是战斗"的方式解决问题："我注意到自己现在很紧张，所以让我尝试一下腹式呼吸，帮助自己放松下来。"或者："我发现大脑又给我讲了个消极的故事，现在，我可以调整注意力，换个视角，重讲一个积极的故事。"或者："我太生气了，我得做点儿别的事情转移一下注意力。"

这种觉察后"想要有所作为、有所改变"的意志，就是战斗式的处理模式。所有的战斗，都是以自我为中心思维活动的结果。我们已经说过，"自我"的出现，是心理困境的根源而非解决方案。所以，这种处理状态，严格地说，并非生活的冥想。

其实，在漫长的人类发展岁月中，以及现代心理服务近百年的历程中，人们一直在尝试利用思维解决困境："我的情绪这么糟，是因为背后有……的念头在影响着我。现在，我要告诉自己这些念头不合理，我要迅速地改变它们。"或者："我觉察到自己正为了一件虚无缥缈的事情而痛苦，这毫无必要，没有任何证据表明这种事情真的会发生，我需要停止自寻苦恼的行动。"……

一切的建议、安慰、自我说服、自我否定、自我要求等，都意味着"观察者 I"对现实的拒绝。如果你已经通过观察自己的生活彻底理解了第二部分的内容，那么，你就会知道，以"自我"为核心的"观察者 I"是问题的一部分，只要它继续存在，分裂、战斗也将会继续存在。因此，它无法有效终结心理痛苦。

在这里，我简单介绍一下海耶斯教授的团队曾经做过的一个研究：惊恐发展体验的唤醒与处理。

在研究中，他们首先将实验室内空气中的二氧化碳含量提升了10%。一个健康人处于这种空气环境中，几秒内就会出现呼吸加快、心跳加速、浑身冒汗等体验，它们与焦虑、惊恐发作的体验相差无几。

然后，他们将被试分成三组：第一组，教他们如何调整呼吸以放松身体，缓解焦虑反应；第二组，教他们如何简单地观察身体体验的变化却不做任何主观干预；第三组，不做任何指导。然后，让他们分别进入实验室环境，前两组会提醒他们用掌握的技巧处理自己的身体反应。结果，掌握了呼吸放松技巧的第一组中，有42%的被试认为自己即将崩溃，完全无法控制身体体验；第三组中，有28%的被试产生了将要崩溃的感受；而第二组被指导去觉察自己体验变化的被试，没有一个人有这种即将崩溃的感觉。

这个研究清晰地呈现了一个事实：任何时候，当我们想用技巧处理问题时，都有可能走向反面——不仅解决不了问题，反而会制造出新的问题。因此，在实践中，虽然有很多来访者借助这些技术成功解决了某些心理困扰，但他们往往会发现：自己的状态总会发生周期性的变化。如果你也属于这类人，那么要想彻底终结心理痛苦的循环往复，就需要有能力踏入第二种境界。

境界二：觉察＋不带任何意图的觉察

在清晰地觉察到现实痛苦之后，生活的冥想的第二种境界，是继续如实地感知而不做任何有意识的干预。

这就意味着，第一重境界里存在的"我想要放松""我不想悲伤""我不能愤怒""我要微笑"等"观察者 I"活跃的意志性语言，已经不再继续出现，或者即使出现，也能被快速觉察，而不再具有行动掌控力。

比如当愤怒时，去关注愤怒的身体体验。我的身体在前倾，眼睛圆睁，双手紧握，肌肉收缩，呼吸急促，心跳加速，面红耳热等；同时，也去关注愤怒中的思维体验。比如，我注意到一个接一个的念头延续不断，"没用的，不管做什么练习都帮不到我"，或者"我早就厌倦了，这样做真的没什么效果"，或者"这太让我生气了，我必须表现出愤怒，否则以后就会永远被人欺负，我决不能示弱"，或者"我需要赶紧调整呼吸来放松身体／转移注意力来转换情绪"。

……

这种对身体体验和思维变动如实觉察的行动，就是"观察者 I"和"被观察者 Me"重归统一的过程，也是自我消失的过程。当自我消失时，我们所体验到的身体痛苦可能依然存在，但心理痛苦不会有任何存在的可能。

在第二种境界的基础上，若我们能继续观察自己的生活，并在这种观察中彻底理解一切心理痛苦统一的机制，那么我们就有可能迈入第三种境界。

境界三：觉察＋洞悉心理痛苦的本质＋拥抱痛苦体验并热情地生活

生命的真相，不只是此时此刻的体验。否则，在追逐生命感受的过程中，我们就很容易陷入对超强感知能力的迷恋。这不是终结心理痛苦，而是形成新的痛苦。

所以，当我们有能力如实地觉察鲜活的身体体验和思维体验之后，我们更需要洞悉心理痛苦的机制与结构，去看清生活中哪些反应只是模式化的陷阱，哪些会带来危险。在这种清晰的觉察中，逐渐拥有远离陷阱与危险、追求生命价值与意义的智慧。

我要声明的是，这种远离，绝非基于恐惧、不安的反应，而是充斥着智慧的行动。

举例来说，我已经知道了思维是"观察者 I"基于经验的产物，也知道"观察者 I"会带来思维与现实间内在的分裂与冲突，那么，面对此时此刻的心理挑战，我就不会继续在思维的框架下寻找解决方案，也不会寄希望于通过思维领域的分析、评判、选择、反省等解决当下的困境。此时，我只会远离这虚假的一切，让自己的注意力重新回归现实世界。

远离一切虚假的、冲突的、危险的反应，让注意力自然回归现实，这就是生活的冥想带来的智慧。这种智慧，会终结一切无谓的冲突，进而带来充沛的身心资源，让我们更热情地去爱、去生活。

这是我所倡导的生活的冥想练习真正的目标：在对自己鲜活的感受、思维、行动以及背后驱动性力量每时每刻的清晰觉察中，终结一切内外冲突，从而带着巨大的热情去面对生命的一切挑战。

实际上，只有做到了这一点，我们才算真正踏上了生活的冥想之路。

实践的社会应用

本书的主题，是终结一切个人层面的心理痛苦。因此，社会层面的痛苦，本不在我此次呈现范畴之内。

但是，一旦我们真正理解了心理痛苦发生发展的全过程，自然就会看清一个新的事实：社会痛苦，不过是个人痛苦外放的结果。所以，只要我们有能力终结个人层面的心理痛苦，我们自然就可以阻止社会痛苦的发生。

在这里，我选择两个经典的社会心理学研究，对此稍作揭示。

研究一：旁观者效应——当行动被思维阻碍时

1964 年，美国纽约皇后住宅区一条小巷里发生了一起令人难以置信的惨案：一个女性，在自己家门口，被一个歹徒残忍攻击了 45 分钟，并最终被杀害。据媒体报道，在这一漫长的过程中，至少有 38 位居民承认自己通过窗户看到了袭击或听到了女孩的呼救声，但在现场没有一个人试着去救她，甚至无人报警。

这起惨剧，曾引起美国社会一场关于人类是否已经变得过于冷血麻木的讨论。

但与公众、媒体一边倒的批评相反，很多心理学家试图合理解释这些旁观者的行为。在一系列的研究中，比布·拉坦内和约翰·达利等提出了一个全新的观点——旁观者效应，即目击一件紧急事件的旁观者越多，他们中的每个人帮助受害者的可能性就越小。

在其他研究中，他们又发现人数也许并非关键。比如在一个实验中，他们让被试坐在屋里完成一份问卷。然后，被试会发现一件奇怪的事情：白色的烟会从墙上一个小通风口一点点进入室内，不久以后，房间里充满了烟，导致被试几乎看不清问卷。此时，如果屋内只有一个被试，50% 的人会在两分钟内离开房间寻找实验者，报告建筑物内可能发生了火灾，6 分钟内，75% 的被试都会离开。但是，如果屋内同时有 3 名被试，那么只有 12% 的人会在两分钟内离开并报告，到 6 分钟时，只有 38% 的人会报告。

观察到这一现象，社会心理学家又提出了另外一个理论——多元无知，即在突然的混乱或挑战面前，一个人不知道发生了什么，所以他会本能地去观察他人的反应，结果这种茫然的观察行为，会被彼此解读为一切正常，因此没有人会采取有效的行动。

基于这些研究，社会心理学家提出了解决类似困境的方案：当事人要清晰表达，要有针对性地求助。

这真的是问题的解决方案吗？

如果你真的理解了前面我们一起探讨的信息，你就会发现，更有效的答案，并非心理学家们的结论。无论是皇后区惨案的旁观者，还是烟雾实验中的被试，他们所面临的问题都是一样的：无力关注并生活于现实，所以习惯性地进入思维评判的世界，结果让思维阻碍了行动。

比如皇后区惨案中的旁观者，"已经有人在制止罪恶了，我不需要再做些什么"，或者"肯定有人会报警的，我还是不要自讨没趣了"，或者"这么久了怎么警察还没来？没人报警吗？再等等看看，也许警察马上就来了"。

比如烟雾实验中的被试："怎么了，是着火了吗？要不要报警？为什么他们一点都不惊慌？看样子我太紧张了。"或者："赶紧填，填完就能离开这间冒烟的屋子了。"……

在日常生活中，面对全新的挑战，我们已经习惯了在思维领域反复地衡量、比较，这会无意中导致有效行动能力的丧失。任何时候，只要我们觉察到这一模式自身蕴含的问题，我们就有能力终结这一模式，开始全新、有效的行动。

事实上，当这些旁观者、被试真的开始生活的冥想时，他们面对呼救或紧急情况的反应更可能是这样的："哦，天哪，有人遭遇了困境，我需要马上拿起电话报警。"或者："我注意到大脑告诉我说'不用管，会有人管的'，也许大脑说的是对的，也许它是错的，但现在我需要做的不是去衡量其对错，而是马上用行动提供帮助，我要出去帮助这个女孩。"

当我们有能力觉察到每时每刻都可能出现的思维阻碍时，我们就会恢复有效行动的能力。

研究二：斯坦福监狱实验——当行为被规则控制并扭曲时

有记载的人类历史上，充斥着战争和杀戮。

千百年来，无数人为此寻找答案：为什么人类会如此残忍？要怎样才能阻止新的战争？人类如何转变才能让世界充满和平？

在这些思考中，最具影响力的研究者之一，是菲利普·津巴多教授。在本书前面我提到过，他20世纪所做的斯坦福监狱实验不足6天就提前结束了。但这短短的6天，却足以揭示人类真正的心理困境：对权威的顺从——无论这权威是活生生的人，还是冷冰冰的制度，抑或是一套本来毫无力量的衣服。

这一实验的细节，如果你愿意，可以看看津巴多教授的《路西法效应》。在这里，我引用书中的一段记录，简单地呈现了参与实验的学生赫尔曼的心路历程。赫尔曼来自一个中产阶级的书香之家，认为自己是个"音乐家"，而本质上他是"科学家"，他对自我的描述是："过着自然生活，喜欢音乐、食物和其他人。"他说："我对人类有极大的爱。"

在开始实验前，当了解到实验有"看守"和"犯人"两种角色时，赫尔曼希望自己被分配到犯人的角色，因为"人们憎恨看守"。结果，在实验中他被随机分配为看守，并成为行为最激进、对"犯人"折磨最多的看守之一。在实验结束一个月后，研究人员安排一名曾被他折磨的"前犯人"克莱对他进行了单独的采访。

谈到如何融入看守的角色时，赫尔曼说："当你穿上制服，被赋予角色——我指的是工作——时，'你的工作就是要让这些人守规矩'……一旦你穿上卡其色的制服，你就是扮演那个角色的人。你戴上墨镜，拿着警棍，你这么扮演着……就必须从内而外，都和你穿上的制服一致。"

当克莱说到赫尔曼的行为对自己造成了严重伤害时，赫尔曼说自己只是在做一个特别的小实验："我想看看在这样的情况下，人们可以承受言语辱骂到什么程度才会开始反抗或反击。而这也吓到我，因为没有人出面阻止我。没有人说：'天啊，你不能这样对我说话，这些话变态到没有人性。'没有人会这么说，他们只是接受我说的每一句话，我说：'去告诉那个人，当面告诉他，他是人渣。'而他们什么都没说，就照着我的命令做俯卧撑。他们被丢进黑洞里时，吭都没吭一声。他们伤害彼此时，也没说什么……他们没人敢对我的权威表示意见，以至于互相羞辱，而这真的吓到我了。（赫尔曼的眼睛中泛着泪光）大家在我开始虐待他们时，为什么不说些什么呢？为什么？"

赫尔曼的问题，你能回答吗？是什么导致了他从实验前厌恶看守身份，到实验中享受看守的权威？是什么让其他扮演"犯人"的同学无条件地遵从看守的虐待？

如果你真的掌握了我们一起探讨的真相，对津巴多教授和赫尔曼的困惑会了如指掌：我们没有思考的自由，我们的行动受到各种标签、规则的暗示与束缚，因此只有被动反应的本能而没有主动行动的自由。

这个实验，呈现了人性黑暗的一面。在书籍的最后，津巴多教授给出了自己解决人性黑暗的答案：应当赞颂英雄式行为和英雄人物，以集体心灵中更巨大的良善，以及凡夫俗子们立志成为个人英雄的决心，打击并最终战胜存在于人与人之间的邪恶。

这真的能解决群体苦难吗？数千年来，人类一直在歌颂美好、歌颂英雄，但是残忍、压迫、战争、杀戮等群体暴行依然随处可见。

在我看来，要真的想解决这一切问题，有效的答案，并非战斗，并非去摧毁生命中的恶——这不可能，因为善恶从来都是并生共存的，在《道德经》第二章中，老子已经对此作了鲜明的阐释。既然不能摧毁，那么，真正解决社会痛苦的答案，依然蕴含在生活的冥想中：当我们第一时间觉察到自己没有行动的自由，觉察到生活中的一切符号、标签、规则、文化等全都会改变自己的反应模式，觉察到自己只是一具不断做出反应的"机器或奴隶"而非生命的主人时，我们才有能力摆脱它们的控制，开始全然不同、以无我的"爱"而非自我的"欲望"为核心的勇敢的行动。

实现个体心理层面真正的自由，永远是消除群体暴力的基础。

到这里，我们通过探讨心理冲突背后的动机、探查心理痛苦的真相，一起澄清了如何用生活的冥想行动有效终结一切个人层面，乃至社会层面的心理痛苦。

但这是一段从自己的生活层面而非语言层面进行学习的艰难之旅，如果你真的靠自己的行动前进到这里，相信你会明白：一切心理痛苦都是内在的思维过程，因此，除了自己，没人可以帮我们终结这一切苦痛与折磨。

在心理灵活性训练中，曾经有一个来访者问我："于老师，你没什么本事啊，你教的东西怎么这么简单，一点儿都不复杂、不神秘？"能听到这种看似否定的提问，是我最开心的，因为这意味着这个来访者真的理解了心理痛苦的实质，因此有能力靠自己终结任何心理层面的折磨。

在训练中，还会有很多人问我，如何有效地倾听处于心理困境中的孩子或家人？关于倾听，确实有很多技巧性练习，比如如何表达、如何回应。但是，一旦他们开始生活的冥想练习，我就会传递一个全新的信息：忘掉所有的技巧，开始有效地倾听自己，及时终结内在的心理痛苦。任何时候，当我们如实关注到"自我"浮现并开始阻碍关系中的交流时，我们就会再次进入"无我"的状态，而此时此刻我们就会有能力继续全身心地倾听对方。

现在，我们已经达到了本趟旅程的终点。我要提醒的是，虽然我们共同前进的探索之旅结束了，但你的全新生活之旅才刚刚开始。要记住，生活的冥想，不是要带你遁入深山远离尘世、远离生活，而是帮你重建与感受、思维的关系，让你有力量从被动反应模式进入全新、自由且主动的行动模式，从而能如实地投入并享受每一刻的生活，无论它们是痛苦的，还是欢愉的（实际上，痛苦从来不是问题，与痛苦的关系才是问题）；同时，也能去面对并有效处理每一个现实挑战，无论这意味着何等的艰难。

在这里，我再次承认语言有时很无力，"主动"一词，很容易被理解为"意志"上的努力，结果又重新落入"观察者I"的范畴。所以，我重新再做一次澄清：我所讲到的"主动行动"，是摒弃了一切"被动反应"的自然行动。换句话说，这不是教大家"如何做才正确"，而是提醒大家"在清晰地了解了心理世界的规律后，去终结一切无益而有害的行动"。

最后，为了更好地呈现终结心理痛苦的过程，我选择了一个两年前的案例，看看一个被确诊为重度抑郁症的来访者，是如何在短时间内重建自己的生活能力的。

Part 4

实践检验

借用生活的冥想走向重生

痛苦中，每个人都渴望全新的生活。

但在现实中，这种"全新生活"的希望，多数是可望而不可即的。很多人甚至慢慢地连康复的希望都丧失了，剩下的只是无力与忍耐。

针对这种无处不在的失望，我选择了一个两年前的心理灵活性训练案例，虽然并不完美，但有两点核心原因让我决定将它单独呈现出来：

其一，在早期的心理训练服务中，我会坚持让来访者提交书面练习作业，然后根据作业情况提供有针对性的回复指导。而这个来访者（以下我简称其为 AA）的作业相对最为完整，从中我们更容易看到自我转变的艰难，和走出困境时起起伏伏的前进轨迹。

其二，AA 是我在心理服务早期接触到的少数被确诊为重度抑郁症的来访者之一，她曾表现出各种明显的问题，比如注意力不集中，记忆力下降，长期头痛，体弱多病，失眠，长期哭泣，悲伤与烦躁情绪交替出现，甚至有一些极端的自杀冲动……因此，她的转变更容易让每一个挣扎于心理困境中的人看到生命轨迹改变的希望。

AA 找我做咨询时，刚满 18 周岁不久，但她已经工作两年多了。

与很多来访者一样，她有一个不幸福的童年，用她的话说："从记事以来就知道父母感情不和。"后来由于种种原因，她赞同了母亲离婚的要求，跟着母亲一起净身出户，离开父亲和弟弟后迁居到另一个城市。

从小到大，AA 的成绩一直很好，这是她的骄傲。靠着自己优秀的成绩，她考上了市里的重点中学。但是，由于父亲对她不闻不问，母亲虽和她相依为命，却无力独自承担自己和 AA 的日常开销。结果在四年多的时间里，母女俩先后搬家几十次，终日漂泊无依。在这种极端艰难的环境中，她开始为生计发愁，总想着周末去兼职赚钱以补贴家用。结果，在一场大病之后，因为经济原因，她选择了休学打工。

此后两年多的时间，她遭遇了越来越多问题的冲击：在情绪层面，她敏感而自卑，经常因为自己对小事的敏感而感到自责，认为自己矫情。在人际层面，她不爱与人交往，用她的话说"能打字就决不说话，能一个人待在家里就决不出去"。虽然有工作，但她没有一个朋友，与同事接触时总感觉自己融入不了大家的圈子，这让她感觉非常孤独。在工作层面，她越来越厌烦日复一日的重复性工作，渴望全新的刺激。在生活层面，她越来越渴望大学生活，希望像自己以前的同学一样能正常地去读大学。这一切，让她陷入了深深的无助和绝望："为什么我什么都没有？为什么我一切都要靠自己？为什么我才十几岁却活得这么累？我想努力，想参加自学考试，想读研究生，但即使考上了研究生又如何？还有更多的难题在未来等着我，我甚至都没有一个完整的家庭！"

对于她，妈妈常会批评她"非黑即白""想要的太多""爱钻牛角尖"。但是，她无法控制自己的思维，会思考很多关于未来的理想，可一旦发现理想难以实现，她就会迅速被挫败感所笼罩。有时，她觉得自己的世界会变成黑色。

在呈现自己的问题时，她给我讲了个例子："晚上和妈妈一起出去散步，这本该是一件多么惬意的事，我却在想，我只有妈妈，有一天她万一不在了，我该怎么办？我会受不了的！那时我会和她一起离开这个世界。然后，我又想如果有一天我不在了，妈妈该怎么办？然后我发现，她比我幸运多了，她还有外婆、舅舅，而我只有她。"

她明确地告诉我，家庭、学业、事业、健康、人际关系、自我怀疑，以及在学习方面的梦想和挫败感都会干扰自己的情绪，她想改变这一切。

在接下来的内容呈现上，我尽量完整地呈现她在练习中的体验、困惑和收获，因为它们就像一面镜子，能清晰地呈现出每一个练习者在独自行动中可能遇到的挑战。我对她的回复，同样也适用于每一个需要解决自己的问题的人。另外，除了两年前我们真实的互动过程，我还会加入全新的点评，以便于每一个读者都能从中获得更多的感悟。

4 月 17 日～ 4 月 23 日
寻根：在痛苦中开始自救

4 月 17 日：思维观察练习失败

在她完成作业练习前，我指导她做了《反内耗》中介绍过的"大树落叶流水"场景下的思维观察技巧。练习几天后，她第一次反馈给我自己的练习情况。

➡ **AA 的回复**：我还没有很好地掌握观察思维的方法，一闭上眼睛，大脑就空了，进入情境后也无法控制水流的速度和落叶的多少。当一个新的想法出现，我无法观察只能回忆，感觉就像睡着了在梦里一样。另外，我发现自己想的都是特别小的事情，别人或许根本就不会在意，而我却一直在为它纠结，好像我看问题的角度也跟别人不同。

➡ **我的回复**：既然这个场景让你想要控制，那么，忘掉场景本身，只是去观察念头的变动，比如"我控制不了水流速度"只是个念头，"我在想生活中特别小的事情"也是个念头。只需要简单地观察它们，然后等待下一个念头出现。

➡ **今日点评**：在思维观察技巧练习中，AA 首先感受到了挫折，并开始自我分析与自责，这是所有"生活的冥想"的实践者都会遇到的第一道难关。只要去观察这个过程，我们就会发现：对练习效果的期待，会自动带来评判，这是伤害的源起。这些期待、大脑自动化的评判，以及由此带来的感受的变化，不是"生活的冥想"练习的挫折或阻碍，相反，清晰地觉察这一切，正是"生活的冥想"的核心行动。

4月20日：思维观察中的领悟与收获

➡ **AA的回复**：我可以观察到思维了，天啊，从早上到现在，原来我一直都处于走神的状态：骑车上班，碰到路上一个急刹车，然后发现自己一直都在想事儿；在工作中，突然打了一个激灵，发现自己大脑里想的跟正在做的竟然毫无关系。

➡ **我的回复**：你做得非常棒。试着再去观察一件事，当你观察到大脑思维变化的时候，紧跟着会发生什么？

➡ **AA的回复**：观察到思维后，我会中止前面的思考，开始评判观察到的思维。就像一根长长的通往未知的绳子突然被切断，如果发生在以前，我就会追究原因，捡起绳子继续前进，但现在我会果断地把它丢开。观察思维的过程中，这样的绳子不停地在生长，又不停地被我砍断，就像小王子的星球一样。另外，之前我产生一个思维，会任由它扩展延伸，一直思考几个礼拜、几个月，甚至好几年，把自己困在里面而不自知；而现在，我在观察到思维之后，可以短时间斩断思绪，回归当下。只不过我还是在评判思维，所以会忍不住进入下一个思维，不停地走神，观察，再走神，观察，一直在做斗争。

我怎么总是爱走神啊，以前真是没发现呢！我还发现，自己有什么想法都憋在肚子里，和外界没有任何沟通。

今天，有一件事让我豁然开朗：我的思维本身是痛苦的，会让我陷进思考的深渊；而观察到思维之后，我明白那只是个念头，它引发的痛苦自然也就不会存在了。

这一发现，让我的心情比昨天好多了。不过，下午发生的一件小事让我想起了爸爸，又忍不住回忆，心情因此极度低落。

➡ **今日点评**：我们讲过，痛苦与快乐，完全是注意力选择性投放的结果。所以，当 AA 无法清晰地觉察到自己思维的变化时，这种陷于负向回忆的思维会持续引发痛苦；任何时候，当她注意到自己的思维活动时，这种"注意"，不仅会及时终结痛苦的心理过程，还会带来心理困境下最难得的体验："我能行"的收获感。

4 月 21 日：完全沉浸于痛苦体验而毫不自知

➡ **AA 的回复**：于老师，今天我坐火车去爸爸的家乡看病，人很少，我找了个没人的位置待着。

我在整理自己的思绪，又不想去想那么多东西，看看窗外的风景多好啊。我想要活得没心没肺、活蹦乱跳。这两天，我感觉心已经死了一样。

我有好多好多的想法，没有人能够明白，是啊，我会跟自己说："谁的人生不会经历一些波折呢？自信一点，对自己、对生活都应该要自信。"但我的自信从哪里来呢？我看不到希望。昨天，妈妈和伯伯带我去商场买手镯。我看着柜台里的东西，大脑里想的并不是哪个手镯更好看，而是为什么带我来买手镯的不是爸爸。

我没说话，任由他们摆布。我们被店员误认为是一家三口……回忆就那样涌上来。

我厌恶跟爸爸有关的一切，甚至包括家乡话。我能听懂，但我不会说，也不想说。如果有人跟我说当地方言，我就会一直逼迫自己以普通话回应，结果在别人看来就像个智力障碍者一样，感觉反应总是慢半拍。

上午在医生那里，我的大脑也在想，为什么带我来看医生的不是爸爸，他一点也不关心我……这些年因为频繁吃药，我的记忆力、注意力、精神、体质都变得很差。我感觉自己像个废人，简直一无是处。

医生坐在那里侃侃而谈，我盯着他，大脑却一直在走神。他问我问题，我没有说话，因为我在思考该如何回答。就像一个不会说英文的人，在回答别人问题的时候，会把要说的话在大脑里先过一遍，像打个腹稿一样。

我的反应很慢，他们以为我在害怕，就开始安慰我，说些网上一搜一大把的语言。我很难受，一直控制自己不要流眼泪。这时候，我也很忙，忙着控制自己的情绪不被他们看出来，忙着眼珠子乱转，忙着想我到底该怎么回答，忙着想我怎么会陷入这样的困境……

这时爸爸打电话过来，我挂了两次，第三次我接了。他问我在哪儿，我没回答。他又问我来干吗，我反问："你问这干吗？"我承认自己任性了，在他面前我永远无法保持冷静。然后他就说我们没法好好沟通，他总认为他比我年长，他就是对的。他问过我的感受吗？没有！从来都没有！！！

我曾经也想好好和他聊天，曾经也想把所有话题敞开，和他聊一次。一次就好，让我了解他、理解他、包容他，这个我深深爱着又深深恨着的人，这个改变我一生的人。但每次我想和他沟通，他都会回避我的话题。我不明白，无论谈什么事，他都以一种长辈的姿态讲道理，我不懂。

我不懂吗？我多想有哪一天，他不再是来问我有没有吃饭，不再叮嘱我多穿衣服。每年少有的几次电话，都是这些内容，他完全不记得我在哪里工作，丝毫不清楚我的一切！我多想知道他的心里到底在想什么，为什么对我毫不负责、漠不关心，却对弟弟百依百顺？

在电话里，我想对他说这些话，但一句话都没说出来，因为那时我已经哭得说不出话来，也觉得说了也没什么用，于是挂了电话。当时我完全控制不住自己，谢谢你愿意接我的电话。

➡ **我的回复：** 你有很多的委屈，尤其是关于你爸爸的。这些说不出口的委屈，持续盘旋在你的脑海里，让你完全无力摆脱。对于你来说，这很难，因为它们都是你心中未完结的事情。现在，你试着去发现这种自动化的回忆，然后在觉察到它们时简单地说一句："天哪，我注意到我又开始回忆了！"

➡ **今日点评：** 痛苦是种习惯，当我们习惯性回忆、联想一切的不美好时，我们的感受会瞬间变差。这是困境中的生命的事实之一。面对这一事实，我们需要做的不是控制自己不要回忆，而是简单地觉察并停止回忆。每一次的觉察，都意味着感受的及时转变。

4 月 22 日：在持续的伪装与控制中走向崩溃

➡ **AA 的回复：** 我感觉胸口好闷，堵得慌，头晕。工作时，大脑不受控制地胡思乱想，使我的工作效率很低。中午与同事吃饭，我一直都在发呆，看窗外的猫，看泥土，却不敢看她的眼睛，好像一看对方的眼睛就会被看穿一样。

表面上，我特别平静。但心里有很多可怕的想法：愤怒，悲伤，绝望……我想找一个没人的角落歇斯底里地大哭，而不是无声地流泪。我一直都在伪装自己，连哭都要克制，感觉好累好累。我好想任性地砸东西，但我不能；我想打人，但我明白那是不对的；我知道自己不能放弃生命，但我想体验一次那种感觉。几年前，我跟妈妈说我想蹦极，她说我的身体状况不允许，那么我还能做什么呢？

我好绝望啊，感觉现在丧失了沟通能力，只能想象一个对话的情景，在心里自己跟自己讲话，再这样下去，我感觉自己快要疯了。

吃完午饭，我感觉快要控制不住自己了，就骑车出去找了一条没人的马路，在树荫底下哭起来。我不知道自己怎么了，昨天晚上还好好的。我以为自己现在的生活在慢慢地变好，其实我玩滑板只是为了让妈妈开心，让她觉得我开朗了，我自己呢？我不知道。我一直都在取悦别人，把自己的感受压在心里，现在表达不出来了，我真的好难受。

我不明白，昨天还好好的，今天怎么突然又变成这样？

于老师，给你打电话之前，我曾纠结了好久。这样占用你的休息时间，让我感觉自己太自私，我会自责，我不能依赖你，我得靠自己啊。我不明白世上有像你这样的这么多好人，为什么我想的还是那么黑暗呢？我想不通，我很难受，我想给妈妈打电话，又不想让她为我担心。于老师，谢谢你，让我感觉自己没有被这个世界彻底抛弃。

还有，你教我的闭上眼睛感受自然气息的方法，让我感觉心情稍微平静了些。我想一直待在这样的环境下。

➡ **我的回复**：在生命的某些阶段，我们会感到非常无力，感到无法掌控自己的命运。或者，有时我们只是感觉悲伤，只想让自己沉浸在悲伤中。

这些感受非常正常，它们需要得到我们的接纳。但多数情况下，我们不知道如何用行动接纳，所以就会用理智压制、否认、批评它们……结果，我们越努力，就会越痛苦。记住你今天感受转换的体验。当情况紧急的时候，你一定要记得告诉我。

➡ **今日点评**：AA 的状态正处于越来越糟的境地，很多来访者都有过类似的体验：持续伪装自己，表面上看似风平浪静，但内心正翻滚着惊涛骇浪。此时，思考能力、改变的意愿等，都处于被冻结的状态。

在这种状态下，练习不是最佳选择，因为这很容易变成自我压迫。你要保护自己，最有效的途径是对外求助，就像 AA 拨通我的电话。

4 月 23 日：被痛苦短暂掌控，想要结束一切

➡ **AA 的回复**：昨晚梦见我爸跟我背对背睡在一张特别大的床上，两人都睡在床边，中间空出了好大的地方。我拿着手机听音乐，他在和弟弟打电话聊天，我听不清他们具体在聊什么，但听语气感觉那才是正常的父子关系。我们俩距离这么近，却连一句交流都没有，我很愤怒，不明白我和他之间的关系怎么会变成这样。

我这两天好累，全身都疼，连做梦都疼，疼得那么真实。

于老师，谢谢你，我撑了一上午，生活太糟了，我什么事情都不想干，感觉所有事情都是那么枯燥乏味。我又一个人跑到公司的楼顶，在这里吹着冷风，我想不通的事情太多了。

过去的苦难我摆脱不了，就算我真的能摆脱，未来也没有什么美好的事物在迎接我，我找不到生活的意义，生活带给我的只有无尽的痛苦。我像个包袱，只会给妈妈带来苦难。我刚刚哭着给她打电话，说我很难受。她说上班忙，等下班带我去放风筝。

对不起、对不起、对不起，我好累，大脑里什么都没想，我就是莫名其妙地想哭，想逃离这里。我对不起妈妈，对不起你。

➡ **我的回复：**在绝望的冲击下，你依然会感到愧疚吗？依然会为此自责吗？

毫无疑问，你遭遇了困境，我很担心你。

这种困境包含体验和思维两个部分。陷在其中，你的大脑里会有一个声音，它有可能在重复说着这样的话：我做什么都没用！太烦了，我什么都做不了！生活一点意义都没有，我为什么要活着……

这些声音不断重复，会让人感觉它就是真实的，而无法注意到它只是大脑在困境状态下的喃喃自语。

当自我与大脑里的声音融合时，各种不愉快的感受就会席卷而来。而感受与声音是彼此强化的，这会让一切显得更加灰暗无望。要想走出这种困境，试试体会一下冷风吹在身上引发的感受变化。

➡ **AA 的回复：**中午大脑里闪过很多念头，站在公司的楼顶，我感到很无助，直到看到你的质疑："在绝望的冲击下，你依然会感到愧疚吗？"我的大脑好像被什么东西敲了一下。特别想让你骂我一顿，说我做作、想太多，说我自私，特别特别想瞬间被人骂醒，突然不想自甘堕落，不想再浑浑噩噩地过日子。

于老师，谢谢你。

我一直以为思考能解开我的心结，只要想通了，就可以走出困境。结果，我始终都想不通，它就像一个雪球越滚越大，让我无法忍受。

谢谢你，我还是回来了。

➡ **今日点评**：你看到 AA 身上发生了什么吗？她站在楼顶，完全被自动化的思维绑架，这种状态非常危险。但是，一旦她完成了瞬间的情绪转换，开始从绝望体验到愧疚时，原有的思维就中断了，内在的情绪之河被重新开启，因此一切危险性念头与行为都可能在瞬间被终结。

4月27日～5月25日
沉浸：在崩溃中体验收获与希望

4月27日：在工作中情绪失控

➡ **AA 的回复：** 因为一件小事儿，我没能控制住自己，和另一个部门主管吵起来了。

我起身，拿本子拍了桌子，哭着冲他喊，讲不出话，只是哭，时不时地冲他喊几句。我不想哭，但我感觉自己的精神已经崩溃了，第一次在办公室这样。我从来都是一副乖乖女的形象，安静、不说话，这次把他们都吓到了。之后，我又在洗手间哭了很久。从卫生间出来，有人来安慰我，我的情绪本来已经平静了，但一听"没事儿，不要哭"之类的话，我又趴在桌子上哭了。我自己感觉像一场梦一样。

这几天我的心情很不好，感到很烦躁，对我妈也想大喊大叫。前天晚上下班之后，我找了一个没人的工地，喊到嗓子喊不出声。这两天我总想辞职，想找一个没人的地方待着，可我又不能没有工作，真是煎熬啊。

现在我在办公室里噼里啪啦地打字，我能听到自己打字的声音。我这是怎么了？你之前一直说思维观察，我现在可以注意到自己这个思维了，但是头真的好晕啊，我还不想停下打字的动作。

➡️ **我的回复：** 情绪确实需要得到有效的处理我们才能恢复平静。

有效处理的方案之一，是关注此时此刻的体验。虽然你没有关注此时此刻的感受，但你听到了自己敲字的声音。这种倾听，会让你暂时摆脱感受和思维的控制。

不过要真想有效地处理痛苦，靠倾听外部世界只有短时效果，真正有效的，是倾听自己内在的体验。你要保护好自己，慢慢来。

➡️ **今日点评：** 这本书不仅是献给每一位来访者，还是献给每一位父母的。在支持孩子的过程中，很多父母会小心翼翼地回避孩子、顺从孩子，生怕自己说了什么或做了什么会刺激到孩子，让孩子的情绪发生变化。但是，看了 AA 这段经历，你能发现什么问题吗？心理痛苦绝非外在刺激的产物，而是内在失衡的产物。所以，父母要想支持孩子，就需要帮助孩子去体验内心的痛苦，而非用任何行动去回避它们，或者帮他们创造虚假的"平静"体验。

5 月 11 日：再次关注发展的困惑

➡️ **AA 的回复：** 最近两个星期，我还在不停地思考，但也有片刻会觉得生活很美好。

我想考研。原本打算通过自学考试获得一个大学专科、本科学位，再去考研，但发现这条路好像只有我一个人在走，我找不到队友，压力确实有点大。我承认自己向往校园生活，还有我的梦想，我想考清华大学、北京大学，或者厦门大学，中山大学也可以，你会觉我在异想天开吗？或者像妈妈说的"把学历看得重"。可那是我心里的梦想啊，我想像一个正常家庭的孩子一样，泡图书馆、跑实验室、在操场打球……

可能我把学校想得太美好了。我想毕业的时候可以参加校招，有一份好的工作，有一份自己热爱的事业，能实现财务自由，带着妈妈走遍世界上每个美好的角落。如果可以，我也想有一个人能懂我，能谈一次刻骨铭心的恋爱，然后与他相伴到老……

可妈妈说她关心的只是我的身体，让我不要这么幼稚地去想这些东西，让我踏踏实实地过好每一天，开开心心的。可我总感觉缺了什么，难道我想的都很不切实际吗？

➡ **我的回复**：每个人都有发展的欲望，这不是个人选择的领域，而是生命需要的领域。

只是，要想发展，我们就需要拥有充沛的身心资源。就像你说的，你有头疼、记忆力变差、智力下降、注意力不集中等问题，这都是身心资源不足的表现。所以，抱着自己对未来的期待，我们先做第一件事：练习有效处理思维，处理这种无法停止的思索，看看生活会不会发生变化。

➡ **今日点评**：在度过了最艰难的时刻之后，AA 的注意力重新回归了现实世界，所以发展再次成为她关注的主题。但是，对发展的期待，会映射出现实的差距，这种自动化的对比，会让人再次陷入痛苦。

5月19日：生活初现曙光

➡ **AA 的回复**：*之前跟经理辞职，她没同意，但我今天自己写*

好了辞职报告。上次参加自学考试的几门课程，成绩都通过了，好高兴。我已经选好了10月份考试的本科专业，准备买书。

另外，我发现了自己一个巨大的进步：每年高考对我来说都是痛苦。但今天又有人说我没去高考可惜了，我发现这次居然心里一点都没有难过，可能真的放下高考了吧，已经奔着更好的目标前进了。而在一个月之前，数学老师跟我说这种话时，我和他刚分开就找了个角落哭了很久，所以很高兴这次自己在心态上的改变。

今天是"520"，我头一次跟妈妈说了"我爱你"。另外，早晨上班路上，我能注意到"CC"（她给自己的大脑起的名字）来了。

➡ **我的回复**：看了你这两天的收获，非常棒。你能注意到"CC"出现，也能说出"我爱你"，这会是一个全新的开始。

➡ **今日点评**：实践中，很多来访者会寻求虚假的平静或满足，很多父母也会积极地帮孩子创造虚假的平静或满足。比如为了回避痛苦，父母们支持孩子购物、旅游，甚至鼓励孩子玩游戏，或迎合孩子、满足孩子来帮他获得愉悦感。但是，真正的愉悦，只能源于来访者真实的生活，源于他们在行动中感受到的真实的自我的成长感与收获感，而这些绝不能靠自我欺骗获得。这里需要声明的是：我并不反对孩子购物、旅游或玩游戏放松，我反对的，是试图用这些手段来替代痛苦。

5月21日：与思维的距离进一步拉开

➡ **AA的回复**：今天和经理面谈辞职的事情。这份工作我干得不开心，活多、权轻、责任重，工资还没涨，这些原本都是一年前她承诺解决的。现在我失望了，但我不想跟她明说。

谈话时，她好似站在我的角度替我分析考虑，我差点儿被绕进去，感觉自己辞职很对不起她。不过我还是坚持辞去了这份工作，只是心里不太舒服，因为我没有找好下一份工作就盲目地辞职了，怕无法养活自己，怕自己会成为妈妈的负担，怕自己做了一个错误的决定，那种抑郁的情绪又找上我了。

这几个月，或者说将近半年的时间，我的状态一直都让妈妈担心，我跟她说过我想读书，告诉过她我的绝望和无力。但妈妈也在筹划我们的未来，她想买房，也把我的收入计划在内。有时候，这让我心里感到不公平，但我深爱她正如她深爱我一样，我对妈妈抱有深深的愧疚感。

晚上，跟妈妈说了辞职的事，我最在意她对我的看法，担心自己辞职和考研的想法给她在心理和经济上增加负担。不过让我感到高兴的是，她说很高兴看到我最近变得越来越好，说以后会把我的工资全部存起来，留给我做学费。"谢谢妈妈的支持和理解！"其实我也能感受到自己的变化：从没有希望，到找回目标，看到未来。原来我会一直想活着的意义，但最近我不再去寻找意义了，我想要的、我喜欢的就是有意义的。最近，思维上的转变让我更关注在意的事情而忽略那些让我伤心难过的事情。你说过，只有关注自己所拥有的一切，才能发现快乐。还有，今天我发现，自己没有被"CC"呈现的语言带偏，这让我非常开心。

➡ **我的回复**：生活确实不容易，我们随时都有可能面对各种冲击和挑战，所以训练的核心在于强化个人心理灵活性。

很高兴你能在艰难中越来越多地关注到自己的改变。"CC"跟你诉说了那么多的自我怀疑、自责、恐惧之后，你依然能够向着自己的目标去行动。你要继续在实践中用掌握的行动技巧处理"CC"每一次的不请自来。

➡ **今日点评**：生活的冥想，指的是清晰地觉察每时每刻自动化的感受、思维的变化，以及它们与自我间的关系，从而让它们从生命的掌控者回归到协助者的角色。这种转变将带来更热情地生活的能力。

5月22日：开始聚焦于现实生活

➡ **AA 的回复**：今天，我开始坚持早起了。

以前 7 点半才起床，从昨天开始 6 点多就会爬起来，今天早晨也坚持了，利用早晨的时间看视频、背单词。不能说收获多少吧，感觉能够早起就很不错了，想慢慢去改变熬夜的习惯，身体才是最重要的，也不想让妈妈担心。

关于自考，我还在收集资料，好的资源还是要靠自己去挖掘，没有免费的东西会送上门来。在网上，我和一个成人自学考试函授站的指导老师聊天，了解到很多以前不知道的信息，我觉得很不公平吧。这让我想起很多与我一起参加自学考试的同学，有的去参加成人高考了，有的直接放弃了，到现在只剩下我一个人。好的，我注意到了，"CC"你又来了！

我看了几所学校的招生简章，发现复试还需加试，有些需要发表论文，有些不支持跨专业考，还是有挺多限制的，看得又清楚了一些吧。不过我现在应该做的不是抱怨，而是尽量靠自己的努力去缩短这些差距。

➡️ **我的回复：** 你做得很棒，当联想到公平与否、想到自学考试的孤独时，你及时地发现了"CC"，这是不错的进步；而看到招生要求，你在注意到自己的差距时，能迅速转换视角，从我可以如何努力以便于缩小差距的角度重新诠释问题，这是很棒的变化。

➡️ **今日点评：** 冥想，不是指如何去想，也不是主动创造一片虚假的小天地，让自己躲进去以寻得片刻的安宁。冥想真实的含义，是清晰地觉察我们内外正在发生的现实。当 AA 第一时间发现"CC"对自己生活的干扰，并停止了这种干扰时，这就是真正的冥想。

5月23日：生活再次被痛苦掌控

➡️ **AA 的回复：** 我今天有点慌，又回到了那种低沉的状态，好像不会说话一样。我的工作需要接电话，电话那头的人告诉我大点声，可我就是不想说话。

回家后心里莫名地很难受。其实什么也没发生，但我就是特别想发泄、大哭，想把自己锁起来，想躲着，逃避，想一个人……虽然我已经是一个人了，但我还在控制自己，还是想躲在没人知道的角落里，坐在地上把头埋在膝盖里。

我知道"CC"一直在伴随着我，摆脱不了，此刻我在记录自己的想法：我懂得如何用乐观的心态去思考问题，我自卑的同时也自信，可以悲观也可以乐观，思维走在两个极端。我知道自己不是很差，也明白自己可以变得更好，可我就是不开心。我想像一个正常人一样和别人交流，可那对我来说很难。我不会说话，也不知道自己该表达什么，有时是不想说，有时是压根就不想听。

唉，"CC"你又来了，我好累啊。

➡ **我的回复**：这真的很不容易。在艰难的困境中，你依然能发现"CC"，依然能坚持思维处理练习。只是你没有注意到，当你纠结于"要不要处理'CC'"时，这种纠结同样是"CC"的语言。对"CC"的观察，要一刻接一刻不停地进行。

下一次，我会带你练习如何处理感受痛苦。因为在控制中（转移注意力同样是控制的行动），痛苦会越压越强。所以，感受处理的秘诀不是控制，而是体验，去拥抱、体验那种让你想逃想躲的感受。我会再教你具体的拥抱式行动。

➡ **今日点评**：AA 正在经历的，是每一个身处痛苦中的来访者都会体验到的情况。看似毫无理由、无法抗拒、突如其来的糟糕体验，她不想要这样的体验，所以她想控制自己，会习惯性地进入思维世界寻找解决方案：应该如何做或不应该如何做。实际上，她再次落入了思维陷阱。强烈的痛苦体验中，生活的冥想要关注的第一事实，就是糟糕的体验本身，比如自己的呼吸很浅很急，心跳很快，身体急切地想要缩起来，浑身的肌肉紧绷或无力，想找个地方靠着或躺着……任何时候，当我们真的开始觉察这些现实，我们就是在处理糟糕的感受，然后我们会有能力觉察到感受背后正快速变换的思维，进而终结这种强烈的痛苦。

5 月 24 日：改变被妈妈认可

➡ **AA 的回复**：于老师，谢谢您一直倾听、肯定我的感受，没有说一些让我自我怀疑的话，感谢！

晚上看了一点《少有人走的路》，其中第二部分关于"爱"的描述，有一小节是写"依赖性"的，我觉得特别符合我现在的状态。我对所有的感情过于依赖，曾经妈妈跟我说她不能陪我一辈子，我很难缓过来，因为我感觉自己离不开她。

至于"CC"，我越来越发现它像个影子一样，一直跟随着我，总是突然之间出现，让我感到迷惑。我不想再回忆不好的感受了，还是说点收获吧。

晚饭后和妈妈一起散步，走了 40 分钟。妈妈说我这一年成长了不少，学会了自己独立处理问题。

➡ **我的回复**：记住一点，"CC"是无所不包的，包括你刚刚写下的读书体会"我对所有的感情过于依赖"，其本质也是"CC"的自言自语。接纳、欢迎、行动的思维处理方式，同样适用于这一段话。

"我不想再回忆不好的感受了，还是说点收获吧"——这句话意味着你已经开始了自我选择：是选择沉溺于感受，还是选择向着价值观行动。当你的行动越来越多地朝向价值观时，你会体会到内心力量的增强。当然，这需要你能够妥善处理自己的感受，避免滑向压抑、否认的另一端，这一点你做得很不错。

我没看过《少有人走的路》，但你在借用书中的内容进行自我分析。记住一件事情：自我分析是没有尽头的，自省如果是朝向价值观，围绕着"怎么办"展开，那么会带来人生的助益；但如果自省朝向的是自己的问题，围绕着"为什么 / 怎么会"等问题展开，那么很容易变成自我怀疑与否认，这是痛苦的源头。

➡ **今日点评**：你能注意到吗？当 AA 开始觉察自动化的念头，开始去体验它们引发的痛苦时，她的注意力反而开始越来越多地聚焦于现实生活，她的生命开始由痛苦、局限的状态展现出轻松、开放的状态。很多人曾问我："觉察自己的痛苦难道不会更痛苦吗？"当你真的开始实践时，你就能自己体验到答案。

5月25日：新的领悟

➡️ **AA 的回复**：于老师，您给我的回复让我豁然开朗。

您一语中的地指出了我的问题，自省应该围绕"怎么办"，而不是"为什么/怎么会"。这是困扰我的点，也是之前我没有想到的地方。我还没有找到"怎么办"的解决方法，我以为看书可以减少"CC"出现的频率，也以为看书是解决"怎么办"的方法，所以我总是时不时地用看书来逃避那些不想要也无法控制的想法。现在，不停的思考又让我感到有点乱了，我知道这一段话又是"CC"的自言自语。是不是对自己的主观评价，都可以称之为"CC"，都适用于思维处理呢？

➡️ **我的回复**：一切浪费我们身心资源的思维活动，都可以用思维刹车的方式进行处理。这包括自我评判，自我指责，反复回忆过去，咀嚼痛苦，沉浸于臆想、假设的世界无法自拔等。

➡️ **今日点评**：自省精神，是中华传统文明的精髓之一。但实践中，大多数人都将自省变成了自我指责或自我羁绊。实际上，自省是为了更好的行动而非无尽的内耗。

5月26日～6月1日
自愈：开始将冥想融入日常生活

5月26日：对"CC"的觉察与处理越来越熟练

➡ **AA的回复：** 现在，我可以更快地发现"CC"并妥善处理了。

比如在写这条作业的时候，我注意到自我怀疑了，原先我想写的是：我还是不能好好地用语言交流，就像刚开始您跟我打招呼，我怎么都开不了口，要结束的时候也不知道该说什么，不能把内心的感受同步到语言。所以，"CC"你又来了。

我已经买好了火车票，明天去爸爸所在的城市看病。每次只要一看到那个地名，就会想到他，然后回忆与痛苦就不断出现。这些我还需要慢慢处理。我在想是否去看看弟弟，我总归是他姐。这些年他很叛逆，跟我说过再也不要见面的话，伤了我的心。我感到很委屈，这些年能做的我都做了，却没有得到他的任何理解和回应，我对他彻底失望了。

"CC"你又来了。

➡ **我的回复：** 我们内在的平静与力量，无法通过回避得到。心理灵活性是指即使面临最强烈的刺激，比如回到老家、想到父亲、回忆起过往的不幸等，也能及时对思维、感受做出有效处理，从而摆脱它们的控制。它的核心，不是回避痛苦、制造虚假平静的表象，而是去体验痛苦，进而从痛苦中回归平静。你慢慢体验。

对弟弟，对爸爸，对自己，"CC"都会有一套惯用的说辞，试试当它们出现时用思维刹车的方式迅速处理。

➡ **今日点评**：痛苦是种习惯。虽然终结痛苦是即刻发生的，但原有的习惯依然会不断地制造新的痛苦。我跟很多来访者说过，痛苦是生命自然的产物，事实上它们并不可怕。如果你完整地看完了本书前两部分，你就会知道痛苦源于"观察者 I"和"被观察者 Me"的自然分裂，这种分裂就是鲜活的现实，不可抗拒。因此，我们要做的，不是去恐惧、预防痛苦，而是在生活中去觉察这种分裂，并终结它们对我们生活的控制。仔细看看 AA 的这段描述，你能发现她是如何在痛苦出现后迅速终结它们的吗？

5月27日：在生活中冥想

➡ **AA 的回复**：今天去爬山，刚开始还是无精打采的，慢慢地，我注意到林间布谷鸟的叫声，呼吸着带有新鲜松油味的空气，看着茂密的树林以及阳光洒下的斑驳树影，我的心情越来越好。快登顶时，我感觉像超人附体一样充满能量。

坐在山顶石头上，我看着下面的城市，那里有我的亲人，有 4 年艰难生活的点点滴滴，但心里更多的是平静。这个地方我上来过很多次，几年前一定想不到如今会以这样的方式再回来。

下山时，我的腿抖得厉害，头也疼，"CC"在和我对话，告诉我自己身体素质很不好，这次我没有及时发现它，于是又双手抱膝坐在台阶上，很想就这样一直坐着。后来想起拥抱的动作，我慢慢打开了双臂，调整好呼吸下山了。现在，我的呼吸节奏似乎变长了，不像刚见你时那么短促。

您提过的"第一时间表达自己的感受"的方法，昨天面对医生时我用了。我第一次主动问了他很多问题。

➡ **我的回复：**这是很有收获的一天。很高兴你的注意力被"CC"控制的时间越来越短，能更多停留于现实世界。在登山过程中，你体验到了自我成长的过程：带着痛苦去坚持，然后才会有屹立山巅的满足与豪迈。另外，当你抱膝而坐，舒服地沉浸在自我体验中时，很高兴看到你能调整身体姿势，然后体会到身体姿势变化带来的感受变化，一旦这种选择、改变成了习惯，你就会更容易应对各种挑战。

➡ **今日点评：**还记得吗？生活的冥想，贯穿于生活的每一个瞬间。去发现一切好的、不好的感受，去觉察感受背后自动化的念头，这不需要专门的时间，它可以在你生命的任何时刻进行。只要建立了清晰的觉察能力，我们对痛苦的处理速度就会越来越快。

5月28日：生活的冥想开始触及倦怠与无力

➡ **AA 的回复：**早晨上班我骑车顺路带了一个同事，虽然这只是举手之劳，不过对别人的帮助可以体现自己的价值。我们部门今天来了一个新同事，是设计岗，虽然不是接手我的岗位，但我手上有些设计的活可以先慢慢地转给他了。

➡ **我的回复：**不知我的感受是否准确，是否每天的练习作业偶尔会让你感觉很累？如果是，用上次练习的感受处理技术去拥抱那种疲劳感，用思维处理技术去处理疲劳感受背后的自我对话。

➡ **AA 的回复：**您说得没错，有时候我确实不想去觉察，也不想回忆，但又控制不住地回忆。

发出上封邮件后，"CC"一直在说话，我产生了很深的负罪感，一直批判自己。我很难受，但是幸运并没有被她控制，我想把这些想法都说出来。想到外婆和奶奶我就感到很愧疚，她们那么爱我、关心我，可我无法陪伴她们，有时她们来电话我都不想接，也不会说什么关心的话，我真的很不孝。她们是我最亲的人，但我无法面对，哪怕平时想起，心里也是刺痛的，就像现在。所以我自私地躲开所有联系，还想走得更远些，有时候我恨不得她们都伤害了我，这样就不用愧疚了，可以心安理得地远走高飞。

我怨恨我的爸爸，讨厌他，甚至看不起他，你能理解吗？他懦弱，毫无责任感。我已经语无伦次了。啊，天哪，"CC"你又来了。

物质上，虽然他有能力，但他什么都没给我，我最受不了他在我面前哭穷。前年为了给我看病，妈妈到处借钱，他一分钱都没出，只是把借妈妈的 2000 元还了。精神上，他在我心中的形象不足以支撑起"父亲"这两个字。记得高一时有一次全班起立唱《父亲》这首歌，我哭了，一点声音都没有。我想一辈子不原谅他，但后来想，如果有一天他离开了这个世界，我会不会后悔呢？答案是会遗憾一辈子。所以我也想与他缓和父女关系。我心里的挣扎他丝毫都不知道，或许他压根儿就不在意呢。"CC"，你又来了。

我对这么复杂的家庭关系感到无力，憎恨、愧疚、难受、心疼、愤怒等情感交织在一起，我该怎么去厘清这些情感？

我的回复：在这么密集的自我对话下能做到不被控制，很不容易，你表现得很棒。感受和思维交织在一起，有时会让我们不知如何下手。下次，我们来练习综合处理它们。

今日点评：全新习惯的养成，非常不容易。在实践中，很多练习者都会出现 AA 这样的情况：因为过于痛苦，所以一开始会努力地行动；一旦痛苦有所缓解，行动的意愿就会随之减弱。然后，生活会重新回归"观察者 I"的自动化掌控之下，痛苦也会再度汹涌而来。在我与 AA 的互动中，我能觉察并帮她觉察到这种转变，但如果你是独自练习，就需要你依靠观察自己的生活来自行觉察这些变化——任何时候，只要关注到痛苦重新占据了生活，就会明白自己又陷入了"观察者 I"的掌控之中。

5月29日：在如实的生活中，改变正悄然发生

AA 的回复：早晨没有闹钟叫我就起床了。昨晚睡得很好，像是闭上眼睛再睁开后就天亮了，我很久没有这么好的睡眠了。

睁开眼赖床了一会儿，我开始坐着看书。这样的早晨很美好，让我感觉很宁静。

上午抽空联系了自学考试办公室，因为去年办理的计算机抵免一直没有查到结果，想咨询一下什么情况。结果自学考试办公室的老师特别敷衍，说他不知道……我很无奈，因为网上能查到的信息基本都是咨询当地自学考试办公室。我感到特别无助，有种被抛弃的感觉。"CC"，你又来了。

我上午肚子疼，胸口闷，不是吃坏肚子的那种难受，好像和情

绪有关。我一直不理解为什么抑郁的人会有生理反应，原来我自己也会有这种反应，只是我之前并没有发现。

下班时，我和一个同事同行。她突然说了句："你最近是不是长高了？"同时低头看我的鞋子，发现是平底鞋。我也感到很惊讶，难道还真是长高了不成？有点小开心。

走在路上，我偶然看到一个女孩，站在那个原来我很喜欢去的地方打电话，一只手还在擦眼泪，就像看到了之前的我。不知道她发生了什么事情，每个人都会有苦恼吧，但我并没停留，很幸运自己挺过了一段艰难的时光，感谢妈妈，感谢遇见。

➡ **我的回复**：很高兴知道你的睡眠质量开始改善，这是一个不错的收获。你能在早晨自然地体验到宁静和美好，这是另一个大的收获。

生活中，"CC"会讲很多故事，如果这让你感觉痛苦，及时处理它就好。目前你做得很棒，因为你已经不再尝试去控制它了。

精神紧张，确实会影响生理状态，包括免疫力、肠胃系统、消化能力等都会被削弱。为什么要掌握必要的放松技巧，原因就在这里——保护身体健康。

➡ **今日点评**：虽然 AA 依然被过去的痛苦缠绕着，但看到她同事无意中的提问"你最近是不是长高了"，我非常高兴，因为这说明她的转变在痛苦中真的发生了：她开始无意识地转变长期习惯的、收缩的、悲伤的身体姿势，身姿再度变得挺拔了。当我们真的开始去觉察生命每一刻的体验，尤其是如实地觉察痛苦体验而不再逃跑时，这种变化同样会出现在我们的生活里。

5月30日：现实世界中会有挑战，但没有心理痛苦

➡ **AA 的回复：**"CC"时刻都在，所以我把自己的时间安排得很满，但是有好多事情要做，才不会去胡思乱想。思维处理练习是有用的，但它像病毒，繁衍太快，一个接一个的想法蹦出来，我需要赶快做点别的事情去忘记它。

今天我又挖掘了一些自学考试的信息，在一个 QQ 群得到一份参加自学考试的学生申请毕业论文的名单，加了一些朋友，问了些问题，一波三折的，虽然前方还是大雾，但一步一步地向前走，总能看到尽头。

今天发现，好像自学考试的时间会比我预估的要长。计算机的抵免不知道有没有办理成功，只能先等六月上旬看下有没有结果，如果还没有公布通过的结果，就需要再等半年，然后去重新提交材料。拿到了本科课程的政治课本，了解到可以办理这一科的免考，我感到特别开心，后来才发现全日制毕业生才可以，参加自学考试的学生不行，白高兴一场。

练了英语口语，一句话练了半个小时，终于可以登上排行榜。听到别人的口语很好听，自己连发音都不准，心里还是有很大落差的。不过，我好几年都没有接触过英语了，跟自己比有进步就好啦。

➡ **我的回复：**我要提醒你一下，多思有效的处理方法不包括忽略或回避，坚持做自己该做的事情是正确的选择，但手段最好不要选择有意回避。简单的对话处理不过几秒钟的时间，哪怕是在它病毒式繁衍时简单说一句："好的，你又来了，欢迎。但我要继续做自己的事情，再见！"

在你谈论其他几件事情时，在惯常的思维模式之后，你能以一个自我同情的角度看到问题的另一面，这是非常棒的做法。请坚持

下去，不要被片面的"事实"绑架了自己。

关于英语学习，你可以试着多读一些英文文章，将信息获取和英语学习结合到一起，这样可能会有更多的收获。

➡ **今日点评**：练习中，很多来访者会像 AA 一样，不自觉地开始利用已经掌握的全新的技术控制自己的生活。这是常见的最大误区之一。我们曾一起探讨过：是谁在控制我们？是谁在说"这是好的，那是坏的；这是我想要的，那是我不想要的"？我们的生活为何会陷入绵延不尽的困境？在这种探讨中，我们已经清晰地看到一个事实：控制是思维过程，必然会引发与现实的冲突，因此在心理世界是有害无益的。哪怕是最有用的技术，哪怕它曾经一直在帮助我们，一旦它被用于控制，同样只会带来更多的伤害。所以，如果你也在尝试利用我或任何人讲述的技术控制自己的生活，记得慢下来，重新观察一下这种控制的过程，以及控制的结果。这种觉察，有助于我们停止注定有害的行动。

5 月 31 日：内耗减少后社交需要自然浮现

➡ **AA 的回复**：今天晚上，我和一个陌生人通过语音聊天聊了很久，其实我们认识几个月了。我和他聊了自学考试、学习规划、生活，还有他重新考研的事，以及最近看书的感悟，很高兴。和他聊天有种通透的感觉，这是唯一一个可以听懂我的学习规划，而且很会鼓励我的人。我不太会跟人聊天，和他通过语音聊天居然可以聊很久。

我想在明天的练习中再讲讲我的感情——除亲情外的感情。我一直觉得自己情商很低，不擅长处理人际关系，对感情感到很困惑、很苦恼，特别害怕与人相处，总是不能融入其中，并且我认为是原生家庭导致的这些问题，我在尝试改变。这一段好像又是自我对话，我想寻求解决的方法。

➡️ **我的回复**：很不错，你终于开始提出自己的需要，这是自我康复的一部分——感受自己的需要并明确提出请求。一个无法维护自我利益的人，并非真正的社会人，因为社会人首先是一个独立的人。

另外，你已经发现，当生活有所进展时，整个人的感觉会截然不同。你关注人际交往，想要改善自己的人际关系，这是你的核心需要。所以，当你带着恐惧和"CC"的阻挠，顺利地与一个陌生人畅快交流时，你会有强烈的收获感。记住这种感觉，因为只有当我们向着价值观前进，并得到积极的收获时，才会有真正的满足感和愉悦感。

➡️ **今日点评**：生命的需要，从来就不是单一的。当 AA 开始走出情绪困境时，学习、社交、爱情等需要随之被一一激活。然后，它们有可能会变成新的挑战。生活的冥想，就是要帮我们重新激活这些需要，并快速暴露在满足需要时可能面临的能力不足，再让我们带着十足的热情去补足相应的能力。不畏任何险阻，不被思维讲述的故事所困，要勇敢地去爱、去生活，这才是生活的冥想的核心价值。当然，有时候，我们需要外部必要的支持，这样才能更好地处理挑战并补足能力。

6月1日：
社交能力与内心的安定感成为新的注意焦点

➡️ **AA 的回复**：今天一个初中同学跟我说她参加完高考来看我，

我很激动。我一直觉得孤单，没有朋友，她这样说让我觉得自己被人在意、被人记得，原来我也是可以被人当作朋友的。

我有两个好朋友，一个是她，另一个在读大二。我把她们看得很重，以为这样的好朋友有两个就够了。可大家长时间不在一起生活，慢慢地就没有共同语言了。在去年的一次聚会上，我发现她们各自都有很多其他的好朋友，还有男朋友，而我只有她们。我很失落。

后来我认识了一个笔友，一开始想拿他当树洞，慢慢地，开始依赖他，也觉得自己很喜欢他。他的家庭经历跟我有些相似，所以他能够理解我的家庭问题。总之，我认为自己跟他有缘分，把他看得很重要，但由于担心自己把控不住这份感情，我就把他删掉了。虽然我内心觉得自己很喜欢他，但也许我只是喜欢了一个自己想象中的人而已，我压根没有和他在现实中相处过。

昨天认识了一个网友，我们一共打了两三次电话，我觉得这样的状态就很好，一点都不功利。和他谈话能让我明显感受到我们之间的差距，让我考研的愿望更加强烈，但是我心里特别不自信，就是很奇怪他为什么会耐心地和我聊天，会不会感觉我怪怪的、不太会说话、情商很低。而且我还发现一个问题，就是和他的相处模式一直就是我所期待的一种朋友间的相处模式，特别自然、舒服，就像老朋友一样，彼此不需要刻意地去遮掩什么。

但是他在说话的时候，我的大脑里也在不停地进行自我对话：他为什么会和我说这个话题呢？他把我当作朋友吗？他也有很多其他的朋友？也是说这些话题吗？他说的话可不可信？我应该说些什么呢？聊了这么久了是不是该结束了？我感觉他很健谈，那他为什么不和身边的朋友聊天，要跟我这样一个陌生人聊天？

总之就是这样，我有很多奇奇怪怪的想法。与我不同，他说他的家庭时让我感觉很孤单，他的背后有完整的家，他的未来也有家，而我的未来好像只有自己和妈妈，感觉背离了大多数人的活法。

还有我那两个好朋友，每次去她们家里都很难受，前年过年还哭了，可能是觉得委屈吧。她们的家庭都和和睦睦，父母恩爱，特别热闹，而我则显得有些木讷，所以后来就不去她们家了。

我讲了好多，都是一些关于感情的事，还是有点想不通，有时候很羡慕那些有爱的家庭的人，她们有家做依靠，只要回家就是温暖的。而我，没有安全感，这个房子给不了，周围的人也给不了。

➡ **我的回复：**很高兴看到你的收获。你正逐步走出对自我以及痛苦的关注，开始越来越多地追逐生命中另一种核心需要——有意义的人际互动。这很棒。

但是在渴望构建人际关系的过程中，我们其他的需要依然会存在，比如生命最核心的安全感。你提到的同伴交往中的困惑，都与这件事有关。

你以前可能看到过很多专家的观点，比如安全感源于父母、源于原生家庭，诸如此类。这些信息，很容易让你感到无助或者绝望。但是，如果你真的通过思维观察清晰地理解了安全感背后的思维过程，你就会发现，无论自己过去曾遭遇过什么，只要愿意，就可以依靠自己重建内在的安全感。这是消除不安真正有效的路径。

另外，要注意一点：安全感无法建立于任何外物之上，一切外在的依赖都只能带来虚幻而非真实的安全。以后有机会，我们会深入探讨这一点。

➡ **今日点评：**之前我说过，很多来访者会在幸福的某一刻（与朋友欢聚时，与家人亲密互动时，正在开怀大笑时），突然被某种情绪冲击，比如悲伤、孤独、失落等。看到 AA 这段描述，你能发现这背后的原因吗？你还会认为这很怪吗？任何情绪的出现，绝非无缘无故，他们背后都有"观察者 I"引发的回忆、比较、评判等心理过程。只不过，大多数人根本觉察不到这一过程。

6 月 2 日～ 6 月 10 日
重生：生命逐渐展开，走向独立与绽放

6 月 2 日：
个人痛苦减少，对外展现爱的能力自然就会增加

➡️ **AA 的回复：** 下班后，我主动打电话给奶奶，没有提以前的是非，很平静。但我问起弟弟，他总是不让人省心。

几个月前，我得知他曾对我撒谎很多次，所以问他成绩时说了句"不要骗我"，结果他特别生气（其实那次他确实没说谎），说我不信任他，而我反驳说他不值得信任，并问他有没有听过"狼来了"的故事，这让他更加恼怒。第二天上午，奶奶告诉我，弟弟那晚很生气，嘴里说着要打我之类的话。我感到天旋地转，这还是我的弟弟吗？我一直控制着自己，不让奶奶听到哭声。

之后，我两一直冷战，再也没通电话或见面。于老师，我对弟弟的教育有责任，他似乎很厌学，我们常会因此吵架。回忆好久了，停下吧。

➡️ **我的回复：** 你能主动给奶奶打电话了，这是非常棒的行动。

关于弟弟的行为，你有些失望或者伤心。我在帮你做的训练还

记得目标是什么吗？重建你个人的心理灵活性，让你习惯于掌控自己的生活而非被他人或自己的思维与感受掌控。这一点，同样适用于你弟弟。他的人生，只能由他自己负责。你也好，你爸也好，可以支持他，可一旦你们被自己的感受掌控，在互动中越过了关系的界限，带给他的就只有伤害而非帮助。当有一天你能够妥善解决自己的问题时，你就会更有力量支持弟弟的成长。这也需要一个过程。

➡ **今日点评**：古人说，"行有余力，则以学文"。当 AA 有机会走出内在的情绪困扰时，她的注意力不仅转向了自己在学习、社交等方面的成长，还转向了自己对弟弟的责任。我知道读者中有很多为人父母者，看到这段，很多人可能会"心有戚戚焉"。在感慨的同时，你能发现 AA 为什么会体验到痛苦吗？对弟弟的付出，对弟弟的关爱，这些都会变成自动化的期待——"弟弟应该如何回应我的爱"。这种期待与现实的吻合或差距，是 AA 一切快乐与痛苦真正的根源。要想有效地支持孩子，作为父母，我们必须有能力观察到亲子互动中自己或失望，或恐惧，或悲伤，或愤怒，或无力，或绝望等感受，只有终结了这些感受的束缚，我们才会真的有能力支持孩子。

6 月 4 日：独处与直面挑战的能力出现

➡ **AA 的回复**：白天一直在不断地收到生日祝福，我没想到会有这么多人关心我，心里暖暖的。不过选择今天休假，就是因为不会应付这样的场面，我不希望成为大家关注的焦点。

我在家里收拾卫生，看书，回复她们的祝福。很平静的一天，有时会感觉心里空空的，但没有丝毫情绪上的变化。

我看到招聘网站有那么多招聘信息，之前害怕找不到好工作的焦虑感稍稍降低了，对于找工作还是很有信心的，我很期待下一次挑战。

我提出想把妈妈的房间的桌子搬到我的房间，这样看书就可以不用蜷缩在窗台了。房间里有了看书的桌子，挺开心的，良好的环境会增强想学习的欲望。

➡ **我的回复**：相当多的收获。

你发现生活真正的问题是什么了吗？不是大脑会自动讲述故事，不是它讲的究竟是对是错，而是我们跟大脑的关系发生了错位：我们没有像对待茫茫原野上一棵草、一朵花一样，去简单地看待每一个不期而来的思维故事，而是在遭遇它时不自觉地去评判它，然后要么与之战斗，要么顺从它的安排。

清晰的觉察，就是让我们看到每一个刹那间的思维，看到它们只不过是原野上的一朵花，而我们则是那承载无尽花草的茫茫原野，花草伤害不到我们。

➡ **今日点评**：在生活的冥想练习中，很多人会问我：我是不是不能在挑战面前退缩？在这里，我们看到了 AA 为了回避同事的祝福而请假的举动。我想说的是，改变是一个过程，它建基于内在能力的增长之上。所以，在能力不足时，不要强迫自己去面对无法应对的挑战。当然，如果有适当的支持，去面对挑战永远是更快的成长路径。

6月5日：美的需要出现，生命的翅膀重新开启

➡ **AA 的回复**：今天来了一个 2001 年出生的小妹妹接替我的岗

位，很开心，我终于可以早些离职了。

快离开这里时我才发现，自己在这里的人缘还不错，不过我不后悔，因为这些都不是我想要的。

最近身体状况好点了，睡眠质量好了很多。我觉得是心情好了吧，有了目标，就有了生活的动力。

于老师，我发现自己最近想学化妆了，是不是我的抑郁症已经好了呢？

➡ **我的回复**：很高兴看到你这几天的收获，尤其是你睡眠质量的变化、身体健康的变化，以及想要学习化妆的变化。

你已经成年，哪些因素会带来好的结果，哪些因素可能导致差的表现，慢慢地，你会在自己的体验中形成内在的智慧，这会有一个缓慢的过程，不急。因为这本身就是个人成长所要完成的过程。

➡ **今日点评**：从一开始的绝望无助，每天被危险的冲动性念头困扰，到现在想要学习化妆，AA 经过了近两个月断断续续的练习。作为一名心理服务人员，我没有能力也绝对不会为任何来访者提供医学诊断，我对固定化的标签毫无兴趣。但是，我会清晰地观察每一个来访者身上正在发生的变化。只要开始生活的冥想，每个人都可以感受到自己的变化。

6月6日：行走在现实世界，阳光开始照耀生活

➡ **AA 的回复**：这两天在教新来的同事如何工作，是我工作以来说话最多的两天。交接工作，对自己和岗位都有交代，这是最大的收获。

我原来的电商主管，年前跳槽去了另一家公司，她让人力资源部门的负责人联系我，问我有没有意向过去工作。我看到消息后很惊喜。这件事对我下次找工作更有信心了。

于老师，最近我的心情好多了，"CC"出现的次数也越来越少，只是有一个情况还是让我感到瞬间的害怕。比如今晚正在吹头发，想着最近生活越来越向着我规划的方向走，这时候突然有一瞬间感到黑暗，心慌害怕，难受想躲，像抑郁时一个人蜷缩藏起来哭的状态。虽然那只是一瞬间，但是让我感觉很慌。本来是站着的，手抬起来拿着吹风机，但那一瞬间想蹲下、想抱膝、想关起门躲到床脚。

于老师，我想知道怎么样才算康复了，建立心理灵活性有什么特征吗？

⇨ **我的回复：** 先回答让你害怕的问题。生活中不愉快的感受是无法避免的，比如你提到的黑暗、害怕，即使你不喜欢，它们依然会出现。但是，即使知道这一点，我们依然会习惯性地远离它们，所以会想逃，想躲，想蹲下，想抱膝埋头。但你可能注意到，多年来，这些习惯性的反应模式没有帮你解决问题，反而把你拽入了更深的深渊。

而你最近在做的心理灵活性练习，比如在感受到它们时展开身体去体验它们，就是要重建适应性的反应模式，并让它们逐渐取代原有的非适应性的反应模式。这会有一个缓慢的过程，毕竟习惯的养成并不容易。你已经有了很多收获，继续对自己保有信心。

不愉快的感受 + 不想经历不愉快的感受 = 痛苦；相反，不愉快的感受 + 接纳、体验不愉快的感受并继续向着自己的价值观前行 = 成长。这是两个不同的公式，但都建立于"不愉快的感受"之上。不同的是，我们选择如何去处理它们。如果你担心这些不愉快的感受出现的话，那么你的生活会变得泥泞不堪，因为它们是不可预防的。在生活中，焦虑加上不想体验焦虑的欲望，通常会导向惊恐发作。

关于康复的标准，我给你一个参考：当你面临决策时，依然会听取他人的建议，但内心知道自己想要什么、需要承担什么责任，以及如何向着它前进；当遭遇不愉快感受的冲击时，你依然会想逃、想躲、想缩起来，但你可以在很短的时间内做出新的有效的行动，从而摆脱感受的控制；当"CC"出现时，你可以平静地接纳，并迅速处理，让它无力继续控制你的生活。一旦做到了这些，你就可以说真正实现了心理的重生。

➡ **今日点评**：你注意到了吗？ AA 开始关注如何结束练习了。我说过，意愿是一切改变的基础。对我来说，生活的冥想就是生活，并且是让自己更轻松的生活。但对很多来访者而言，它只是一种必须要坚持的任务。所以，当我们的状态开始改善时，继续完成"任务"的吸引力会迅速下降，我们会开始享受自己更加多彩的生活。这不是问题，这依然是生命自然的反应。

6月7日：
在生活的冥想中，多年的创伤不再无法承受

➡ **AA 的回复**：我有点儿疑惑您提到的两个公式。举一个真实的例子：我正在吹头发，这种感受蹦出来，然后心里会想我接下来要做什么，是躲起来还是继续看自学考试的视频课程？答案是看视频课程。

我在产生这些想法的时候，虽然手上的动作并没有停，但选择已经完成。我真的很感慨，一个简单的把头发吹干之后去看书的行为，对别人而言，可能很轻松，对我而言，内心产生的波动不亚于拒绝一个暗恋已久的男孩。

于老师，我不知道这样的心理和行为，是您说的第一个公式中的痛苦，还是第二个公式中的成长呢。

➡ **我的回复**：心理灵活性的核心，是拥有自主选择和行动的能力，而非被想法、感受控制着只能做出被动反应。在你说的这种情况下，你没有回避可能的痛苦，而是选择了体验痛苦＋继续行动，这就是成长模式。

➡ **AA 的回复**：于老师，谢谢您！我大概明白自己遇到了什么困难，是选择，对自己行为的选择。

今天是高考的第一天，虽然最近一直都有高考的新闻，这是第五年了，每年到这个时候，我的心里就像刀割一样难受，喘不过气来。

这次我还是没有控制住自己，只要拿着手机就会莫名去看高考的新闻，然后心里很失落。不过，我没有持续在思维里打转，不像往年那么执着了，因为我已经有了新的目标，对高考只是遗憾，没有幻想了。

➡ **今日点评**：自动化思维每时每刻都会出现，如果无法重建与思维的关系，那我们的生活就仿佛置身于惊涛骇浪中。就像 AA 在收获里讲到的自己在吹头发时内心的波动，不亚于拒绝了一个暗恋已久的男孩。在心理困境下，很多来访者对此都有深刻的体验。

但是，一旦理顺了这些关系，生活就会迅速改变。这种改变，会体现在生活的每一个层面，包括过去的创伤。现实中，很多人会说过去的创伤很难处理。但在本书中，我们已经看到一个清晰的事实：过去的创伤之所以能持续伤害我们，其根源在于自我的思维过程。所以，当我们不再尝试控制思维，不再尝试与思维战斗，而只是清晰地觉察它时，它的伤害性就会越来越弱。AA 的练习，并没有针对创伤，但我们可以看到，她在持续走出一个个创伤。

6 月 8 日："父亲"一词所附带的伤害悄然减少

➡ **AA 的回复**：于老师，通过今天咱们的视频互动，我感觉收获挺大的，现在我可以很平静地对待之前发生的事情，自己提到爸爸时居然也能笑，很不可思议，就像在说着别人的故事一样，这种感觉很舒服。不过，现在只有在您面前才可以做到这一点。

我想对于妈妈的感情的事情，我能做到的，只有不过多干涉她，并处理好自己的感受，非原则性问题都可以接受。

工作的问题也反映了我人际交往的缺陷，我会尽力去发现隐藏的"CC"，并与她好好相处，感谢于老师提醒。

➡ **我的回复**：很棒，当有能力识别思维讲述的故事时，你发现自己正在远离"爸爸"这个词汇所蕴含的伤害与痛苦。因此，你开始有能力关注并追逐自己真正想要的生活。实现这种生活，需要充沛的热情。而热情真正的来源，则是观察隐藏的"CC"，处理即时的体验，与它们重建恰当的关系，并最终走出思维与感受的困扰。

➡ **今日点评**：心理灵活性练习，并没有特意针对任何的创伤，也没有特意针对任何一种不愉快的感受，但是，有效的练习，以及实践中的运用，却可以帮助每一个人终结任何创伤、走出任何不愉快的感受。

但这是自然的结果，无法通过刻意的追逐而获得。

6月9日：独立的能力开始出现

➡ **AA 的回复：** 最近一直下雨，我突然发现自己喜欢上了雨季，喜欢下雨的空气，喜欢看着雨点听雨声，感觉很有诗意。我以前很讨厌下雨的，很惊讶这种转变。另外，我这几天有些爱上淋雨了，这让我感到自由，无拘无束，还有冰冰凉凉的感觉，我的大脑也更冷静了。

我在考虑是否要暂停练习，不过还没有做好结束的准备，好像会失去什么重要的东西。就像您教我学走路一样，虽然知道要自己走下去，但还是舍不得放手，害怕摔倒。

目前的生活，好像是从来没有过的美好，我不知道是错觉还是真的，总觉得这样的日子不会持续很久，害怕还会重复抑郁的状态。所以我想能不能先暂停练习（不是结束），等我感知的抑郁再次到来时，再继续没有做完的其他练习，这样可以吗？

我害怕过了这个月，以后的所有情绪就又是我一个人的了，于老师，我是不是有点依赖与你的互动？我真的害怕失去，没有人这么了解我，总之我害怕没有人会继续指导我。

明明我的生活越来越好，向着我希望的方向走去，心里却总是充满恐惧、不确定、害怕。

➡ **我的回复：** 看到你的变化非常高兴，以及你对自己状态的信心。以此为基础，当你认为有需要的时候，我们随时可以暂停练习。另外，针对你的顾虑，提醒一下：别忘了继续练习对"CC"的处理。顾虑、害怕与自我怀疑等，一旦出现，就要记得去观察背后的"CC"，并对其做有效处理。你可以选择卷入怀疑，也可以选择有效处理后开始行动。你淋雨时体验到的冰冰凉凉的感觉、大脑更冷静等，是触觉系统刺激带来的"回归当下的力量"。记住这种体验和收获，当你感觉疲劳或思维困扰到无法处理时，试试重新借助触觉体验唤醒这种感觉。

➡ **今日点评**：心理灵活性练习，不是为了让来访者不再痛苦——痛苦是基于自我的心理过程，而这一心理过程是生命的本能，所以只要生命存在，痛苦就必然存在——而是让来访者能重建与痛苦的关系，并在恰当的关系下去热情地生活。

这就像 AA，当她开始走出内在的痛苦时，她会渴望独立，渴望独自面对生命的挑战。但这种渴望，以及渴望驱动的行动，一定会引发新的不安。当她通过练习开始有能力面对并有效处理新的不安时，生命的画轴将彻底重新展开。

6月10日：生命在脆弱中走向独立与绽放

➡ **AA 的回复**：今天部门聚餐，因为不喜欢在 KTV 唱歌，所以我骑车带新来的同事先走了。很多地方没有路灯，黑漆漆的，我一点都不害怕，还很喜欢这种在路上骑车的感觉。虽然心里还是空空的，但是听着耳边的风呼呼地吹，天上还有一闪一闪的星星，感觉很好。我感觉自己好像又长大了，都说人的成长就是那么一瞬间的事。她担心我送她回家之后一个人走夜路，我说："没事，我走另一条路。"其实心里想到自己已经一个人晚上走过很多次夜路，都习惯了，甚至喜欢上了这种感觉。

于老师，我想先暂时停止训练。

➡ **我的回复**：很高兴看到你想暂时停止训练，这是个人的选择，可能会带来内心的惶恐不安，但记住，选择是成长的一部分，不安是成长必然要遭遇的代价，也是成长新的阶梯。记住我昨天的提醒，在生活中练习用行动而非理智去接纳真实的自己，无论是快乐、兴奋的自己，还是悲伤、沮丧的自己。

➡ **今日点评**：这是一个标志性的时刻，AA 告别了一段生活，即将开始新的生活。很多人会认为，这段经历表明，AA 走出了困境。但我认为，这只是她尝试走出困境的开始，因为心理灵活性训练要做的不是一时一刻，而是在未来的每一刻都有能力活在现实世界。

这种依靠对心理世界规律的了解、依靠清晰的觉察，持续生活于现实世界的能力，任何人都可以拥有，只要我们真的愿意付诸新的行动。

到这里，AA 在我的指导下持续将近两个月的练习就正式结束了。虽然她依旧深陷困境，依然有很多挑战需要面对，但至少在此刻，她已经拥有了面对各种挑战的勇气和选择的能力。虽然这种能力并不稳固，但她已经做出了自己的选择。在困境中，毫无畏惧地面对困难，这是最难能可贵的能力。

此后一个多月，她没有再联系我。7 月 12 日，因为与母亲的冲突，她再次联系我。在将近一个小时的倾听中，她断断续续地哭泣了三五次，用时十几分钟，之后她又感受到了平静，感受到了独立处理问题的能力。

过去不是问题的核心，
此时此刻的行为才是

AA 痛苦与转变的经历，在心理灵活性训练中还有很多。

困境中，很多来访者坚定地相信，他们的痛苦根源于自己无法掌控的力量，比如艰难的童年生活，父母有意无意的伤害，同伴的漠视甚至欺凌，工作、生活环境的不友善、恶意，或者子女失控的表现，等等。

因为这种无法掌控，他们会不由自主地陷入回忆，会长时间倾诉自己的无力、委屈、愤怒、悲伤，或者绝望。

我并不反对这些倾诉，实际上，我很欢迎这些倾诉。因为对任何心理服务工作者来说，倾听来访者都是建立信任的基础；而对大多数来访者而言，倾诉也是帮自己恢复平静的最便捷的途径，如果内心不平静，就绝不会有学习、行动能力恢复的可能。

但是，我清晰地知道，要走出这些已经困扰人类数千年，并正在进一步扩展的心理痛苦，不能靠语言层面的倾诉，也不能靠回忆、挖掘、分析等方案去寻找所谓的痛苦源头，更不能靠自我压迫、自我放纵等实现所谓的自我成长——我们整本书的主题，就是彻底揭示以"观察者 I"为核心的"意志活动"在心理痛苦中的根源性作用。

所以，一旦在倾听中建立了信任关系，我会迅速引导每一位来访者踏上自我了解、自我担责之旅。这种了解，并非建立于传统的分析、内省之上，它建立于鲜活的生命体验之上：在日常生活的点滴瞬间，去觉察自己感受、思维、反应、行动等变化的全过程，去发现那些不以个人意志、选择为转移的永恒不变的生命事实，进而在对事实的了解中，发现心理痛苦一直是个人可掌控的范畴，因此能够随时通过终结无意识反应、开始自由行动来终结一切的痛苦。

实际上，当来访者真的踏上这条路时，他们自己会体验到：过去与曾经的伤害并不是问题，在此时此刻执着于唤醒过去的记忆，或者在过去经验的掌控下，试图回避某些鲜活的生命体验，这才是真正的问题。

就像 AA，当她真的开始去觉察生命中的事实，去在自己的生活中了解心理世界的规律，去练习生活于此时此刻时，过去多年中父亲造成的伤痛已无法继续控制她的生活——她甚至可以在谈论这些伤痛时笑出来。

AA 在两个月中完成的转变，每个人都可以复制。只是，要想完成生命的转变，我们就需要真的将之实践于日常生活。

在此，我要再次对 AA 表示感谢，感谢她愿意让我分享这段清晰的合作历程。

Afterword ｜ **后记**

愿所有人都能走向真实与自由

在本书的开始，我曾经讲过，愤怒与悲伤，都可以转化为巨大的生命热情。在席卷而来的愤怒与悲伤中，我能感受到内在不满与热情的集聚，我能感受到内心一个巨大的如空谷钟鸣般响亮的声音：去行动，去真的帮助每一个人，让他们跟你一样学习从自己的生命体验中了解心理世界运作的规律，了解正在发生的一切，了解心理痛苦真正的根源，进而有能力靠自己改变生命的走向。

这是我正在做的，但我知道，这很难。

作为独立的个体，要想摆脱心理世界的折磨，每个人都只能依靠自己而无法依赖他人。但是，我们大多数都不想体验这种孤独无依、自行前进的艰难之旅，我们只想要舒服，只想依赖某些专家、权威或机构、组织来指导自己、认可自己，只希望别人能带领自己轻松地走出困境。但我们已经在生命中观察到一个事实：任何时候，只要有依赖，就一定会有对丧失的恐惧，因此，解决不安的努力，只会成为新的不安的根源。

在练习中，曾有一个年轻的来访者在鼓足了全身勇气后紧张地问我："于老师，请问你如何看待像我们这样的人？"当时，我给她的答案是："多年来，你们身上可能已被标记了多种标签。但在我看来，这些标签毫无意义。对我而言，你们之所以深陷心理困境，核心根源之一，在于不知道自己身上究竟发生了什么；核心根源之二，在于你们不了解心理世界独特的运行规律；核心根源之三，在于你们一直努力行走在错误的道路上。因此，任何时候，只要你们有意愿了解自己，了解心理世界的规律，并愿意补足相应的行动技能，就可以终结任何心理困境。"

到这里，本书的探讨真正达到了终点。最后，我还想表达一次致敬，一个祈愿，一条宣言。

我想致敬的，是鲁迅先生。在前面关于自由的探讨中，我刻意忽略了鲁迅先生，实际上，他是人类走向心理自由道路上真正的旗手之一：面对民众麻木的灵魂，他以笔为矛，生动描画、揭示出两千年的文化沉积对个人行为的束缚和心理活力的伤害。在鲁迅先生看来，揭示真相，是唤醒国民、实现转变的有效路径。与鲁迅先生的观点相同，《如何应对心里的难》的核心思路，也是揭示心理世界运作的规律，揭示每个人生命中真正的现实。在我看来，如果不了解真相，改变就无从谈起。

我想祈愿的，是有缘接触到本书的每一位读者：无论你喜欢不喜欢，希望你能暂时放下过往记忆形成的结论、态度，用全新的、好奇的眼光来阅读本书。愿这种毫无抵抗倾听式的阅读，能帮助我们每个人更清晰地了解心理痛苦的真相，了解它发生、发展、消亡的全过程；愿这种了解，能帮你更好地避免被动反应，从而远离反应中的陷阱；愿一切远离陷阱的主动行动，能更好地带你终结内在的恐惧不安与外在的依赖迷信；愿这种终结，能带每位读者真正开启一段充满自由、活力与无限热情的全新生命之旅。

我想宣告的，建立于个人体验以及练习实践之中：无论生命的现状如何灰暗，只要我们有意愿踏上这条自我了解之路，任何时候，我们都可以终结一切心理痛苦。

当然，这条路必须由每个人自己去走。

如果读懂这本书，

了解了心理世界的运行规则，

就能自己砍掉心里的难。